가장 위대한 학문을 하고 있는 그대에게

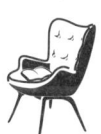

엄마학
개 론

■ 일러두기

1. 이 책은 의학적인 부분에 있어서 전공의 교수님들의 감수를 받았습니다.
2. 내용을 쉽고 빠르게 찾아볼 수 있도록 책 뒤편에 인덱스를 실었습니다.

가장 위대한 학문을 하고 있는 그대에게

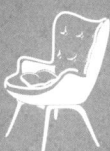

엄마학 개론

· 이남정 지음 ·

목차

추천사 8

프롤로그 12

첫 번째 | 출산 준비학

1교시 임신을 통해 나타나는 신비로운 변화들 18

임신 기간, 태아는 어떻게 자랄까? 임신 기간, 엄마의 몸은 어떻게 변할까? 임신 기간, 특별히 주의해야 할 것은 무엇인가?

2교시 태교의 가치와 다양한 방법 35

태교는 왜 중요할까? 일상에서 지켜야 할 태교 방법은 무엇인가? 아빠의 태교는 왜 중요하고 어떻게 해야 하는가?

3교시 임신 기간 중 수행해야 할 운동과 출산 준비 48

임신 기간에는 어떤 운동이 좋을까? 출산 시 도움이 되는 운동에는 어떤 것이 있을까? 진통을 줄이기 위한 방법에는 무엇이 있는가?

두 번째 | 모유 수유학

1교시 모유의 특성과 수유 방법 68

모유란 무엇이며 모유의 종류에는 어떤 것이 있을까? 전유와 후유를 어떻게 효과적으로 먹일 수 있을까? / 신생아의 모유 수유 방법 및 주의점은 무엇인가?

2교시 모유 수유 시의 식생활 83

모유 수유 시 이것만은 꼭 먹어라 / 모유 수유 시 이것만큼은 꼭 피해라 / 모유와 음식에 대한 오해와 진실

3교시 모유 수유 시 주의해야 할 사항들 95

모유 수유를 방해하는 것들에는 무엇이 있는가? / 모유 수유에 대해 추가로 알아야 할 것은 무엇인가? / 단유는 어떻게 해야 할까?

4교시 모유 유축과 분유 수유에 필요한 지식들 109

모유를 잘 유축하고 관리하려면 어떻게 해야 할까? / 분유 수유 시 기본적으로 알아야 할 것은 무엇인가? / 분유 수유 시 특별히 주의해야 할 사항은 무엇인가?

세 번째 | 산후조리학

1교시 산후조리의 중요성과 기본 지침 126

산후조리는 왜 필요하며 어느 정도 기간이 필요한가? / 출산 후 나타나는 기본적인 증상은 무엇인가? / 계절에 따라 산후조리는 어떤 차이가 있는가?

2교시 산후 질환에 대한 관리와 예방　140

출산 후 나타나기 쉬운 대표 질환을 알아두자 / 사소해 보이지만 관리해야 할 증상들을 주의하라 / 특정 부위가 아플 때 대처 방법을 알아두자

3교시 추가적인 산후 관리 및 산후 운동　155

산후조리원, 산후조리사의 선택시 알아야 할 것들 / 산후 검사에는 대표적으로 어떤 것들이 있는가? / 시기별 산후 운동은 어떻게 해야 하는가?

네 번째 | 아기돌봄학

1교시 신생아에 대해 이해하기　172

신생아의 기본적인 특성은 무엇인가? / 신생아의 자세는 어떠해야 하는가? / 신생아 관리와 관련하여 주의할 사항은 무엇인가?

2교시 아기의 울음, 수면, 배변을 관리하는 방법　185

아기가 울 때 어떻게 해야 할까? / 아기를 어떻게 재워야 할까? / 아기의 배변 문제를 어떻게 관리해야 할까?

3교시 아기의 위생과 피부 관리　199

아기 목욕은 어떻게 시켜야 할까? / 기저귀를 갈고 옷 관리를 할 때 주의할 점은 무엇인가? / 아기의 피부 관리는 어떻게 해야 할까?

4교시 아기의 건강 관리 방법 214

신생아에게 흔하게 나타나는 신체적 현상 / 신생아에 나타나는 대표적인 질환 / 신생아가 선천적으로 안고 있는 증상

5교시 아기의 두뇌를 발달시키는 방법 237

아기의 두뇌는 어떤 특성을 가지고 있는가? / 아기의 두뇌를 발달시키려면 어떻게 해야 할까? / 아기의 감각 발달을 위해 어떤 노력을 해야 할까?

6교시 감정과 정서의 건전한 발달을 위한 노력 254

감정 조절은 왜 중요하며 어떻게 조절해야 하는가? / 아기 정서 발달에 따른 시기별 부모의 역할 / 아기와의 대화와 표현 기술을 발달시키기 위한 방법

인덱스 268

추천사

산모와 아기에게 중요한 것이 무엇인지를 잘 아시는 이남정 원장님은 특히 초유의 중요성을 그 누구보다 잘 알기에 아기가 초유를 한 방울이라도 더 먹을 수 있도록 몸소 실천하고 있으며 온 힘을 다하는 분입니다.

무엇보다 이 분야에서 탁월한 실력과 많은 경험을 통해 산후조리원이 더욱 발전된 방향으로 나아갈 수 있도록 밤낮없이 연구하시는 원장님입니다.

10년을 훌쩍 넘긴 시간을 산후조리원 원장으로 지내오면서 그동안에 축적된 내용을 바탕으로 『엄마학 개론』을 출간하게 된 것을 진심으로 축하하며, 이 책에 담긴 깊이 있는 이론과 풍부한 경험들이 산모들에게 살아있는 지식을 제공하게 될 거라 믿어 의심치 않습니다.

부디 이 책을 통해 원장님의 노하우가 많은 산모에게 공유되길 기대합니다.

이승재 | 미래와희망산부인과의원 원장

제 아기는 이제 막 27개월입니다. 이제 와 생각해 보면, 늦은 나이에 출산을 한 저는 올바른 육아에 대한 압박, 완벽한 엄마가 되고자 하는 무의식적인 갈망이 컸던 것 같습니다. 당시 출산 직후의 산모와 신생아부터 3세까지의 아기들을 담당하는 일차 의사로서, 제 경험담을 병원을 찾는 산모들에게 잘 알려주고 싶다는 의무감과 욕심이 있었습니다. 이런 마음에 출산 휴가를 마치고 복직해서는 점심시간마다 진료실 문을 잠그고 유축을 하며 아기가 만7개월이 될 때까지 모유 수유를 병행하였고, 이유식도 직접 다 만들어서 먹였습니다. 지금 와서 생각해도 그건 참 잘한 일이었습니다. 저에게는 엄마가 해줄 수 있는 중요한 것을 해주고 있다는 뿌듯함과 '내가 직접 해보니 이렇더라' 하고 보호자들에게 얘기할 수 있는 자신감이 생겼거든요.

하지만 온종일 일하는 워킹맘으로서 이 모든 걸 잘 해내기는 쉽지 않았습니다. 저에게는 남편과 친정엄마라는 든든한 육아 분담의 동지들이 있었지만 모유 수유와 이유식은 온전히 저의 일이 되었습니다. 밤 열 시에 아기를 재우고 같이 쓰러졌다가 새벽 두 시에 일어나 정성스럽게 이유식을 만들고, 다시 새벽 여섯 시 반에 아침 모유 수유를 하고 출근하는 일과 속에서 많이 지쳤고, 몸이 힘들다 보니 모유 양이 점점 줄었습니다. 의사지만 절박함에 민간요법까지 기웃거리게 되는 그 마음 한편으로는 산모들을 더 잘 이해할 수 있게 되었습니다. 혼자서 끙끙 고민만 하던 저는 이남정 원장님께 도움을 청했고, 그 시기에 저에게 유일한 도움과 위안을 주셨던 분이 원장님이셨습니다.

원장님의 가장 큰 매력이자 강점은 무엇보다도 산모의 마음을 편안하게 해주신다는 점이라 생각합니다. 항상 산모의 입장에서 먼저 이해하시기 때문에, 어떻게 해야 산모들이 가장 편안해 하고 만족할지를 잘 아십니다. 특히 출산 직후 몸이 힘들고 마음도 불안정한 산모들에게 원장님의 한결같은 지지와 따뜻한 손길은 큰 위로가 됩니다.

진료실에서의 간접 경험은 많지만 결국 초보 엄마였던 저에게 부드러운 조언과 한결같은 응원을 해주시고, 모유 양을 늘리기 위한 가슴 마사지를 해주실 때마다 모유를 정성스럽게 젖병에 모아 주시는 모습에 왜 진작 원장님께 도움을 요청하지 않았을까 생각했답니다.

사실 우리는 육아가 너무 힘들어 대체 내가 무슨 용기로 아기를 낳았을까 하는 생각까지 들다가도 누군가의 위로에 다시 힘내어 뛰어들게 되곤 합니다. 그런데 그런 위로를 해주는 사람들이 별로 없습니다. 육아 관련 서적들은 대개 교과서 같은 느낌에 의사인 저조차도 '도대체 이렇게 키우는 것이 가능한가?' 싶을 정도로 엄마에게 많은 걸 요구합니다. 거기에서 소아청소년과 의사이자 워킹맘인 제가 느꼈을 자괴감이 얼마나 컸겠어요. 가끔은 '선생님! 혹시 아기는 낳아 보고, 모유 수유는 해보고, 이유식은 직접 만들어 보고 말씀하시는 건가요?' 하고 물어보고 싶었답니다.

하지만 이남정 원장님의 『엄마학 개론』은 좀 다릅니다. 이 책에 제가 좋아하는 원장님의 모습, 항상 산모들을 위하는 따스한 마음이 오롯이 담겨 있기 때문입니다. 질책하기보다는 천천히 끌어 주시고, 막막하고 힘든 마음을 달래어 주시고, 좀 서툴러도 괜찮다고 말씀하십니다. 먼저 아기들을 키워 낸 엄마로서, 긴 시간 산모들과 함께해 온 산후조리원 원장으로서 가지고 있는 노하우들, 산모들에게 끝없이 해주고 싶은 좋은 이야기들이 모두 담겨 있습니다. 모쪼록 이 책이 출산 직후 저와 같이 따뜻한 조언과 지지가 필요한 많은 엄마에게 제가 느낀 위안을 전달할 수 있기를 바랍니다.

"원장님 정말 고맙고 사랑합니다. 둘째 낳으면, 그때도 잘 부탁드려요!"

안자혜 | 한림대학교성심병원 소아청소년과 교수

프롤로그

가장 위대한 학문을 하는 그대에게

내가 잘 아는 길을 갈 때는 쉽고 평안하지만, 모르는 길을 갈 때는 힘들고 빨리 지치기 마련이다. 엄마가 되는 것도 마찬가지가 아닐까 생각한다. 특히 요즘 예비 엄마들은 조부모님과 형제들이 많았던 부모 세대와 달리 누군가가 아기 키우는 것을 보지 못한 상태에서 엄마가 되는 경우가 많다. 임신 사실을 알게 되면 기쁜 것도 잠시, 여성의 사회 진출이 활발해지는 이 시점에서 엄마에게 더 크게 다가오는 것은 경력단절을 비롯한 '꿈의 포기' 문제이다. 가령 임신하고 아기를 키우게 되면서부터 어렵게 입사했던 직장을 그만두어야 할 수도 있고, 자신의 미래를 위해 준비해 오던 것도 포기해야 할 수도 있다.

이런 과정을 통해 엄마들은 자신만의 인생이 끝난 것 같은 느낌을 받아 우울증에 빠지기도 한다. 사회에서 멋지게 활동해야 할 자신이 왜 이러고 있는지를 한탄하면서 급기야는 스스로 아기를 키우는 것 외에는 아무것도 할 줄 모르는 무능한 사람이 되어간다고 인식하기까지 한다.

　그러나 이 세상의 모든 엄마는 분명하게 알아야 한다. 엄마로서 아기를 낳고 키우는 일이 얼마나 위대하고 중요한지를 진심으로 인식해야 한다. 엄밀히 말해서 이 모든 일은 희생도 아니다.

　그런 차원에서 이 책은 엄마로서 아기를 낳고 키우고 교육하는 것이 가장 위대한 학문이라는 것을 전제로 두고 시작한다. 그리고 이 일을 감당하는 엄마들은 이 세상에서 가장 똑똑하고 유능하고 멋진 사람이라는 사실에 근거하여 내용을 서술하였다. 실제로 임신, 출산, 육아 관련 일들은 엄마들이 공통으로 겪는 일이기에 대수롭지도 않고 전문적이지 않은 일로 보일 수 있지만, 이 일들은 이 세상에서 가장 전문적인 일이다. 대부분의 엄마가 다 수행해 온 일이라고 해서 누구나 할 수 있는 대수롭지 않은 일로 여겨서는 안 된다. 따라서 여기서 다루고자 하는 내용은 그 어떤 학문보다 가장 가치 있는 학문이라고 해도 과언이 아니다.

　이렇게 엄마로서의 일이 위대한 학문인 만큼, 이 책은 기본이 되는 사항을 올바로 공부하자는 차원에서 개론의 형식으로 필수 내용을 구성해 보았다.

서울 강남에서만 산후조리원 원장으로 10년을 훌쩍 넘긴 지금, 아기를 배 속에서부터 잘 키우려면 엄마는 임신과 동시에 육아 공부를 철저히 해야 한다는 것을 절실히 깨닫게 되었다. 그런 과정에서 똑똑하고 지혜로웠던 엄마들과 함께 경험했던 사례들, 그리고 내 안에서 업데이트된 이론적인 내용을 중심으로 아기들의 '미래와 희망'에 도움이 되고자 책으로 엮게 되었다. 또한, 의학적으로 부족한 부분이 있을 수 있기에 각 분야 전문의 교수님들의 감수를 받았다.

『엄마학 개론』을 통해 이 세상의 모든 엄마가 자신이 얼마나 위대한 학문을 배우고, 적용하고 있는지를 분명하게 알고 이를 통해 자부심을 되찾기를 바란다. 비록 열심히 해오던 일을 잠시 멈춰야 하고 자신이 하고 싶었던 일을 중단해야 하는 아쉬움이 있겠지만, 그 대신 더 위대하고 훌륭한 일을 수행하고 있다는 사실을 기억하며 이 시기를 그 누구보다 자랑스럽게 보낼 수 있기를 소망한다.

그리고 그렇게 멋진 모습으로 이 시기를 보내는 동안, 이 책이 엄마로서의 전문성을 보다 강화해 줄 수 있기를 기대해 본다. 정말이지 전문적이고 위대한 만큼 더 많이 알아야 하고 세심하게 살펴 나가야 한다. 그러므로 이 책을 지속적으로 참고하면서 더 유능하고 지혜로운 엄마로서 나아가기를 진심으로 응원한다.

끝으로 바쁘신 가운데서도 귀한 시간을 내어 모든 내용 하나하나를 꼼꼼히 봐주시고 많은 조언을 아끼지 않으신 감수자 최중환 원장님과 권혁찬 원장님, 그리고 추천사를 써주신 이승재 원장님과 안자혜 원장님께 진심을 담아 감사 인사를 전한다.

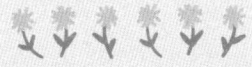

첫 번째

출산 준비학

1교시

임신을 통해 나타나는 신비로운 변화들

수·업·목·표

1. 임신 기간 중 태아의 변화에 대해 살펴보자.
2. 임신 기간 중 엄마 몸에 나타나는 변화에 대해 살펴보자.
3. 임신 기간 중 특별히 주의해야 할 사항에 대해 살펴보자.

임신은 여성이 경험할 수 있는 가장 신비로운 일이다. 한 생명 안에 또 다른 생명이 자라기 시작하기 때문에 그 기분은 말로 형용할 수가 없을 만큼 기대감도 커지고 궁금한 것도, 걱정되는 것도 많아진다. 그리고 이러한 것들이 확장되는 만큼 각오도 대단해진다. 좋은 엄마가 되고 싶다는 마음은 이전에 자신 안에 있던 사사로운 꿈들을 능가하고도 남음이 된다.

그런데 문제는 임신과 동시에 자신의 임신 여부를 알게 되는 엄마는 없다는 것이다. 임신이 되고 난 후, 보통 4~5주 후에야 임신했다는 사실을 알게 되거나 늦게는 몇 달이 지난 후에야 안게 되기도 한다. 가장 중요한 임신 초기에 그 사실을 모르고 있다가 뒤늦게 알게 되면 엄마는 임신에 대한 기쁨도 잠시, 그동안 관리를 못 해서 아기에게 안 좋은 영향을 끼쳤으면 어쩌나 하는 마음에 당혹스럽기도 하고, 후회와 자책이 밀려오는 것을 경험하기도 한다.

그러나 괜찮다. 지금부터라도 시작하면 된다. 지나간 시간이 아쉽긴 하겠지만, 앞으로 충실하겠다는 마음으로 아기에게 집중하면 된다. 그리고 이를 위해서는 임신 기간에 태아가 어떻게 자라는지를 잘 알아야 한다. 엄마의 몸 안에서 펼쳐지는 또 다른 인체의 신비를 이해할 때 관리도 더 잘 하게 된다. 그와 더불어 엄마 자신의 몸도 더 아끼고 사랑할 수 있어야 한다. 엄마의 몸을 잘 지키는 것이 아기 사랑의 출발점이다.

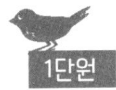 **1단원** 임신 기간, 태아는 어떻게 자랄까?

1 ◦◦ 시기에 따른 태아의 체격 변화

임신 초기에 해당하는 3개월까지는 아기가 최대 약 4~6cm 정도 자라고 몸무게는 약 10~20g에 지나지 않을 정도로 작다. 일반적으로 임신 기간 엄마 배 속에 있는 아기를 태아라고 부르지만, 엄밀히 말해서 임신 2개월 정도까지는 태아라고 하기보다는 배아라고 부르는 것이 맞다. 실제로 외형 역시 올챙이를 연상시키는 듯한 꼬리를 지니는 등, 그 자체만으로는 사람의 형상을 떠올리기 어렵기 때문이다. 그러다가 2개월이 지난 후에야 꼬리가 사라지고 엄지손가락만 한 크기에 머리, 몸통, 다리, 손, 발 등을 확인할 수 있다.

이후 중기에 해당하는 4개월이 되면 태아의 크기도 급격히 자라는데 신장이 한 달 만에 거의 세네 배가 자라게 된다. 이에 비례하여 몸무게도 증가하여 160g가량에 이르게 된다. 한편 이 시기에는 서서히 구부러져 있던 몸이 펴지기 시작한다. 5개월이 되면 약 20~25cm의 키에 몸무게는 약 300g 정도로 자라게 되며, 6개월이 되면 키가 약 28~30cm가 되고 몸무게는 약 600~800g 정도가 된다. 그리고 7개월째가 되면 35~38cm로 키가 급격하게 자라고 몸무게도 1kg가량으로 늘게 된다. 중기 마지막 때라고 할 수 있는 7개월이 될 때 비로소 태아도 엄마의 배 속 내부를 채울 정도로 성장하게 된다.

다음으로 임신 후기에 들어서면 신장의 성장 비율은 과거와 비교하면 줄게 되지만, 아기의 형태를 제대로 갖추게 된다. 또한 몸무게는 현저하게 증가한다. 실질적으로 이후 3개월 동안 자라는 신장 크기는 대략 10cm 정도며 몸무게 증가량은 대략 1~2kg가량이 된다. 구체적으로 임신 8개월째에 키는 약 40~43cm에 몸무게는 약 1.5~1.8kg이 되며 머리도 골반 쪽으로 향하게 된다. 9개월째에는 약 45cm의 키에 몸무게는 약 2kg가량이 되며 분만 위치도 자리잡힌다. 그리고 막달이 되면 키는 약 50cm, 몸무게는 약 3kg 정도가 된다.

2 ○○ 시기에 따른 태아의 내장 기관 변화

체격의 발달과 더불어 내장 기관도 서서히 발달하게 된다. 임신 초기에는 비장, 맹장, 생식선 등을 비롯하여 뼈와 연골조직이 형성되며 3개월 말이 되면 뇌세포가 거의 완성된다. 이때 손발의 움직임은 불가능하지만 몸 전체의 움직임은 가능하다. 그리고 촉감을 느끼게 되며, 성별 구분이 가능해진다.

임신 중기가 시작되면 감정을 점차 느끼게 된다. 구체적으로 엄마의 배 속 바깥소리를 듣거나 빛에 대한 반응 등이 가능해진다. 5개월 정도가 되면 신경계의 발달과 더불어 폐가 발달하여 호흡이 더욱 활발해지고 양수 마시기와 뱉기도 시작하게 된다. 다음으로 6개월이 되면 엄마의 배 속 바깥의 소리를 다 들을 수 있으며 규칙적으로 호흡을 할 수 있게 된다. 또한 미각이 발달하여 양수의 맛에 반응할 수 있다. 중기의 마지막 시기인 7개월이 되면 손가락을 빨기도 하고 청각이 더욱 발달하여 엄마 배 속 바깥에서 나는 소리도 더욱 잘 듣게 된다. 특히 눈꺼풀이 갈라짐에 따라 눈의 형태도 완성된다. 한편 태지가 피부 표면에 생기는데 이것은 출산 시 산도를 잘 통과하게 하는 데에 도움이 된다.

임신 말기가 되면 본격적인 아기의 형태를 띠게 된다. 이 시기에는 눈을 깜빡이거나 초점을 맞추는 것이 가능해지고 엄마의 감정도 잘 알게 되며 움직임도 과격해져서 거꾸로 움직이기도 한다. 9개월이 되면 몸무게가 늘어나게 됨에 따라 통통한 아기의 모습을 갖추게 되고 머리도 많이 자라게 된다. 마지막으로 10개월이 되면 식욕을 더욱 잘 느끼게 되고 아기의 태변이 엄마 몸 안에 많이 쌓이게 된다.

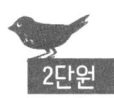

2단원 임신 기간, 엄마의 몸은 어떻게 변할까?

1 ∘∘ 임신 초기에 나타나는 엄마 몸의 변화

앞에서 언급했던 것처럼 임신 초기, 특히 임신 후 한 달 정도는 임신 여부를 체감하기 어려울 수 있다. 그만큼 가장 조심해야 할 시기임에도 조심하지 못하게 되는 경우가 많다. 자신이 임신했다는 사실조차 모르기 때문에 나타나는 현상이다. 따라서 임신 여부도 모르고 있다가 유산을 하게 되는 안타까운 일도 가끔 벌어지곤 한다.

이것은 임신 초기부터 얼마나 많은 주의를 기울여야 하는지를 알게 해 준다. 실제로 임신 여부를 확인하고 나름대로 주의를 기울임에도 불구하고 과로나 영양 부족을 비롯한 요인들 때문에도 유산을 하는 일이 생긴다. 특히 여성의 사회진출이 높아진 만큼 임신 기간에도 직장 생활을 하는 경우가 많기 때문에 더욱 주의가 필요하다.

참고로 유산이 되기 쉬운 시기는 임신 1~10주 사이이다. 즉, 임신 후 2개월까지는 무엇보다 유산되지 않도록 과도한 일, 과도한 운동을 피해야 한다.

이 시기에 나타나는 대표적인 현상은 입덧이다. 물론 모든 엄마가 입덧하는 것은 아니지만 대략 70%가량의 엄마가 입덧을 경험한다. 참고로 입덧은 태반에서 분비되는 융모성선자극호르몬HCG이 구토 중추를 자극해서 일어나는 것으로 추정되며, 이 경우 음식 섭취 자체에 많은 어려움을 겪기 때문에 입덧을 조금이라도 줄이기 위해 노력해야 한다. 개인차가 있겠지만 입덧을 줄이려면 물을 자주 마셔야 하고 지방 함량이 높거나 자극적인 음식은 피해야 한다. 그리고 증상이 심할 경우에는 병원을 찾아 영양분과 수분을 공급받아야 한다.

입덧이 자연스러운 현상이기는 하지만 심한 경우에 그대로 방치하면 산모의 신장이나 간에도 무리가 갈 수 있고, 대사성산증을 초래하여 태아가 위험할 수도 있다. 또한 태아 발달에도 심각한 영향을 줄 수 있다ADHD, 자폐아. 그러므로 힘들더라도 가능하면 정해진 시간에 식사를 할 수 있도록 노력해야 한다. 한 번에 충분한 양을 먹기 힘들면 익숙한 음식을 조금씩 자주 먹으면서 수분도 충분히 섭취하여 본래의 체중을 유지할 수 있도록 노력해야 한다.

한편 황체 호르몬의 영향으로 변비에 걸리기 쉽고 유방이 붓거나 감정 기복이 심해지는 등의 증상이 나타나곤 한다. 특히 호르몬의 변화 때문에 피부 트러블이 심해지고 질 분비물이 증가하는 것을 경험하게 되기도 한다. 물론 이러한 호르몬의 변화는 질환이 아니라 세균으로부터 태아를 보호하기 위한 것이니 염려할 필요는 없다.

2. 임신 중기에 나타나는 엄마 몸의 변화

임신 중기, 즉 4개월째가 되면 엄마의 배도 서서히 부르게 되고, 20주 전후가 되면 태동도 조금씩 느끼게 된다. 물론 태아가 움직이기 시작하는 것은 임신 1~2개월 즈음이지만, 엄마가 태동을 느끼는 것은 16~20주 정도가 되어야 한다.

이 시기에는 임신 초기에 비해 안정감을 느끼게 되는데 이것은 호르몬이 안정적으로 분비되기 때문이라고 할 수 있다. 하지만 신체적으로는 몸이 점점 무거워져서 숨이 차거나 다리가 붓는 현상이 나타날 수 있다. 또한 배가 부르면서 살이 틀 수가 있기 때문에 이 시기부터는 튼살 크림을 발라 주는 것이 좋다. 특히 복부뿐만 아니라 가슴이나 엉덩이 부위도 틀 수 있으므로 튼살 크림을 통해 전체적인 피부 관리를 할 필요가 있다.

또한 배가 부르기 시작하면 태아의 무게를 허리나 무릎이 지탱해야 하기 때문에 척추나 무릎 관절에 힘이 과도하게 들어갈 수 있다. 따라서 임신 중기부터는 허리 통증을 막기 위해서 허리 근력을 강화하는 운동을 간단히 하는 것이 좋다. 물론 무리한 운동을 하면 안 되며 일상과 연관해서 할 수 있는 주변 산책길 또는 학교운동장을 걷는 정도의 신체 활동이나, 몸에 무리가 가지 않는 스트레칭이나 수영 등을 주 2~3회 정도 하면 좋다. 그리고 무엇보다도 평상시에 바른 자세를 유지하는 것이 중요하다.

3 ∘∘ 임신 후기에 나타나는 엄마 몸의 변화

임신 후기가 되면 엄마의 몸무게는 거의 10kg 이상이 증가하고 그만큼 호흡이 더 가빠지게 된다. 이것은 자궁이 팽창하여 명치끝까지 올라왔기 때문이다. 물론 배가 불러감으로써 나타나는 증상은 이것뿐만이 아니다. 자궁이 팽창하면 소화 작용에도 어려움이 생긴다. 답답한 느낌이 드는 것은 물론이고 위가 쓰리거나 배가 뭉치는 현상이 비일비재하다. 한편 하복부를 비롯하여 유두나 외음부의 색깔도 짙게 변하는데 이것은 출산 후 다시 회복된다.

그리고 이 시기 역시 배의 무게가 늘어나는 만큼 근육 및 관절 관리를 잘해야 한다. 특히 임신 호르몬 자체가 뼈의 관절을 약하게 할 가능성이 있는 시기이므로 안전에 더욱 주의를 기울여야 한다. 기본적으로 허리 근육을 비롯한 여러 근육 부위나 인대 등이 다치지 않도록 이동 시 조심해야 한다.

또한 이때는 육체적 뿐만 아니라 정신적으로도 더 불안할 수 있는데 이는 출산에 대한 두려움이 엄마에게 많은 걱정으로 다가올 수 있기 때문이다. 그러므로 긍정적인 생각을 자주 하고 불안한 마음을 버리도록 노력해야 한다.

한편 막달이 되면 태아가 하강하는 것을 강하게 느낄 수 있다. 그래서 이때는 배가 더 불러옴에도 불구하고 숨쉬기는 좀 더 편해지고 소화도 더 잘 될 수 있다.

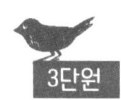
3단원 임신 기간, 특별히 주의해야 할 것은 무엇인가?

1 ∘∘ 태아 프로그래밍에 관하여

성인이 되어 걸리는 병은 대부분 '성장하면서 갖게 된 잘못된 습관' 때문이라고 생각하기 쉽다. 그러나 최근 학설에 의하면 태아 프로그래밍이 성인기 질환에 영향을 줄 수 있다고 한다. 즉 아기가 엄마 배 속에 있는 동안 저영양 상태로 있게 되면 훗날 성인이 되었을 때 심혈관질환, 중풍, 당뇨병과 같은 성인병에 걸릴 확률이 높다는 것이다. 이러한 가설은 영국의 역학자인 데이비드 바커David Barker에 의해 정립된 것으로 구체적으로 설명하면 다음과 같다.

태아기에 조직과 기관을 생성하는 결정적 시기가 있는데 이 시기는 빠른 세포 분화가 이루어진다. 그런데 만약 이때 엄마가 충분한 영양을 섭취하지 못하면 태아에게 특정한 구조적·생리적 대사에 영향을 주고, 이는 성인이 되어서까지 이어진다는 것이다. 결국 태아기부터 프로그래밍된 변화가 출생 후 질환에 대한 원인이 된다는 것이다.

실제로 이 이론은 많은 동물실험 연구로 검증이 되어왔는데 자궁 내 저영양이 질병에서 중요한 것으로 알려진 혈압 콜레스테롤 대사, 포도당에 대한 인슐린의 반응 및 그 외의 다른 대사 내분비와 면역기능의 지속적인 변화를 초래할 수 있는 것으로 나타났다.

이와 같은 결과는 엄마의 영양 섭취가 얼마나 중요한지를 분명하게 보여준다. 그리고 엄마의 판단으로 잘 먹는 것이 중요한 것이 아니라, 태아에게 필요한 영양소를 얼마나 잘 공급하느냐가 중요함을 알게 해준다.

2∘∘ 엄마의 영양 섭취에 관하여

앞서 다룬 태아 프로그래밍 이론에 근거하여 엄마는 더욱 각별히 영양 섭취에 신경을 써야 한다. 그러면 이에 따라 시기별로 어떠한 영양을 섭취해야 하는지 살펴보자.

먼저 임신 초기에는 태아의 뇌 발달이 이루어진다. 구체적으로 이 시기는 대뇌피질이 두꺼워지고 기억을 저장하는 주름이 깊어진다. 그러므로 이때 필요한 것이 바로 뇌 발달에 도움을 주고 기형을 막는 엽산이다. 물론 엽산은 약으로도 먹어야 하지만 키위, 시금치, 깻잎, 토마토, 콩 등과 같은 음식을 통해서도 섭취해야 한다.

또한 엽산뿐만 아니라 엄마 몸과 태아에게 꼭 필요한 단백질을 충분히 섭취해야 하는데 이 시기에 섭취한 단백질의 50%가 태아에게 가기 때문에 태아의 뇌세포 형성 및 발육에 절대적인 영향을 미칠 수 있다. 그런데 콩, 두부와 같은 식물 단백질 식품만 먹을 경우, 필수 아미노산의 불균형을 초래할 수 있다. 그러므로 적당량의 달걀, 우유, 생선, 해산물, 저지방 육류와 같은 동물 단백질을 함께 섭취해야 한다. 이렇게 식물 단백질과 동물 단백질을 함께 섭취할 때 태아의 성장에 효과적인 도움을 줄 수 있다.

그리고 생선의 섭취는 필수적이지만, 그렇다고 해서 많은 양을 먹으면 안 된다. 일주일에 총 340g(하루에 1토막, 50g정도)을 초과하지 않는 것이 좋으며 최대한 내장을 제거한 후 조리해야 한다. 물론 단백질 섭취는 임신 초기만이 아니라 임신 기간 전반에 걸쳐 챙겨야 할 영양소다. 참고로 엄마의 체중이 50kg이라면, 1일 약 90g의 단백질이 포함된 식품을 섭취해야 한다.

한편 임신 중기에는 돼지고기, 현미, 참치, 우유, 오렌지, 말린 콩, 감자 등과 같은 비타민 B를 충분히 섭취해야 하는데, 이것은 엄마의 피로를 해소해 주는 것뿐만 아니라 부종과 신경염, 조산을 막아 주고 태아가 구강염, 구순염에 걸리는 것을 예방해 줄 수 있다.

그밖에도 엄마의 건강을 위해서 주의를 기울여야 하는데 20주부터는 빈혈이 심해질 수 있으므로 철분제를 챙겨 먹어야 하며 철분 함량이 높은 깻잎, 시금치, 연근, 해조류, 굴, 조개, 소고기, 달걀을 섭취해야 한다. 또한 임신중독증을 예방하기 위해 짠 음식을 피하는 것이 좋다.

마지막으로 임신 후기에 들어서면 태아의 뇌와 신경 발달에 도움이 되는 음식을 먹어야 한다. 특히 콩에 있는 레시틴은 뇌와 신경 발달에 도움이 된다. 그리고 양배추, 근대, 시금치 등 엽산과 비타민 K가 풍부한 음식을 먹는 것은 물론 모유 수유에 도움이 되는 비타민 B가 풍부한 곡류도 섭취해야 한다. 또한 출산 후, 빈혈로 인해 문제가 발생하지 않도록 철분을 더욱 신경써서 섭취해야 한다.

그 외에도 임신 전반에 걸쳐 뼈 건강에 도움이 되는 칼슘 식품우유, 치즈, 달걀노른자, 두부, 고등어, 멸치 등은 물론 두뇌 발달에 도움이 되는 불포화지방산생선, 호두, 아몬드, 올리브유 등을 섭취해야 한다. 더 나아가 일광욕으로 비타민 D의 흡수를 높여야 한다.

한편 과일 섭취와 관련해서는 주의해야 할 점이 있는데 과일이라고 해서 무조건 많이 먹을 필요는 없다. 무엇보다 당도가 높은 과일을 과다 섭취하면 과당의 흡수가 많아져 태아와 엄마에게 부정적인 영향을 끼칠 수 있다. 따라서 약간의 과일을 먹는 방식을 취해야 하며, 당도와 칼로리가 낮으면서도 비타민과 무기질은 풍부한 토마토, 파프리카, 피망, 케일, 브로콜리 등의 채소를 먹는 것이 좋다. 그리고 만약 과일을 먹게 된다면 귤 1개, 딸기 4~5개, 사과 1/4 쪽 정도를 먹는 것이 좋다.

그리고 균형 잡힌 식사33%의 탄수화물과 당분+34%의 채소와 해조류+33%의 단백질과 지방를 해야 하듯이 간식도 균형 있게 섭취해야 한다. 우선 간식을 식사의 연장으로 생각하면서 당류의 섭취보다는 탄수화물, 단백질, 지방, 채소가 고루 섞인 음식을 먹도록 한다.

자기 점검을 할 수 있는 체크 포인트를 작성한 후, 코멘트를 통해 잘못 알고 있었던 부분 또는 혼동되었던 부분을 다시 한 번 바로잡아보자.

임신 기간에 나타나는 변화에 대한 적응

1. 임신 초기, 어떻게 해야 할까?

- 현재 업무량(집안일 포함)과 수면 시간은 어느 정도인가?
- 현재 하고 있는 운동에는 어떤 것이 있는가?
- 입덧 여부 및 입덧의 심한 정도는 어떠한가?

기억하기

임신 초기(3개월까지)에는 유산의 위험이 크므로 특히 활동에 주의해야 한다.

- 과도한 업무와 스트레스를 줄여야 한다.
- 과도한 운동이나 위험한 운동은 피해야 한다.
- 익숙한 음식을 자주 먹어도 입덧이 심할 경우 병원을 찾아야 한다.
- 입덧을 줄이기 위해 수분 섭취를 늘리고 자극적이고 기름진 음식을 피해야 한다.

2. 임신 중기, 어떻게 해야 할까?
- 일반적인 기분 상태 초기에 비해는 양호한가?
- 피부가 트지는 않았나? 피부 관리는 어떻게 하는가?
- 불러오는 배 때문에 허리 통증이 생기는가? 어떻게 관리하는가?

> 기억하기
- 임신 3개월 말이 되면 태아의 뇌 구조가 거의 형성된다.
- 호르몬의 영향으로 초기 때보다 안정을 찾는 것이 정상이다.
- 복부, 가슴, 엉덩이에 튼살 크림을 발라야 한다.
- 허리 통증을 막기 위해 근력 강화 운동을 해야 하고 걷기, 스트레칭, 수영 등 평소에 바른 자세를 유지해야 한다.

3. 임신 후기, 어떻게 해야 할까?
- 심리적 상태는 어떠하며 부정적 감정이 찾아올 때 어떻게 해야 하는가?
- 이동 시에 특별히 주의를 하고 있는가? 다칠만한 행동, 운동, 일을 하고 있지는 않은지 점검

> 기억하기
- 임신 후기 특히 마지막 달가 되면 출산에 대한 두려움으로 정신적으로

는 더 불안해진다.
- 해결 방법으로는 최대한 긍정적인 생각을 많이 하고 부정적인 마음 특히 불안감을 무조건 떨쳐내야 한다.
- 늘어난 배의 무게만큼 근육 및 관절 관리를 잘해야 한다.
- 호르몬의 영향으로 뼈관절 자체가 약해지므로 근육, 인대가 다치지 않게 주의해야 한다.

4. 임신 기간 중 주로 무엇을 먹고 있는가?
 - 특별히 섭취하는 음식은 있는가?
 - 제대로 섭취하지 못하고 있는 영양소는 무엇인가?

기억하기

- 태아의 세포와 태반을 만드는 동물 단백질달걀, 우유, 살코기, 생선 등과 식물 단백질콩, 두부, 두유 등을 균형 있게 먹어야 한다.
- 식물 단백질에는 필수 아미노산이 없으므로 동물 단백질도 함께 섭취해야 한다.
- 두뇌 발달에 도움이 되는 불포화 지방산에는 호두, 아몬드, 올리브유, 생선 등이 있다.
- 기형을 예방하는 엽산이 풍부한 식품에는 키위, 시금치, 깻잎, 토마토, 콩 등이 있다.

- 뼈 건강을 위한 칼슘이 풍부한 식품에는 우유, 치즈, 달걀노른자, 두부, 고등어, 멸치 등이 있다.
- 빈혈 예방을 위한 철분이 풍부한 식품에는 깻잎, 시금치, 연근, 해조류, 굴, 조개, 소고기, 달걀 등이 있다.
- 비타민 D는 일광욕을 통해 흡수를 높일 수 있다.

Tip
쉬는 시간 읽을거리

임신 기간 중 알아두면 좋은 외형 관리

❶ 복부 튼살 예방법
탁구공만 하던 자궁이 농구공 크기로 변화하는 과정에서 튼살이 많이 생긴다. 이를 예방하려면 임신 5개월부터 복부에 오일을 발라주어야 한다.

❷ 산전 가슴 변화와 유방 관리
임신 중 호르몬 변화로 유두가 거무스름해지고 민감하며 유방이 서서히 커진다. 유방을 관리하려면 우선 유두를 청결하게 해야 하는데 출산 2주 전부터는 목욕 시 깨끗이 씻어 내고 말려주도록 한다.

❸ 예쁜 가슴 관리

 임신 중기, 후기 그리고 수유 시에는 가슴 지방에 모유가 더해져 가슴 처짐이 더욱 심해지므로 관리를 해야 한다. 따라서 다음의 방법은 평상시에도 참고해야 하는 내용이지만, 임신 기간 및 출산 후에는 더욱 필요한 내용이라 할 수 있다.

 브래지어의 가슴 밑 둘레는 딱 맞는 것으로, 브래지어 컵은 가슴을 충분히 감쌀 수 있는 넉넉한 것으로 선택하여 어깨끈을 충분히 당겨 가슴이 덜 처지도록 착용해야 한다.

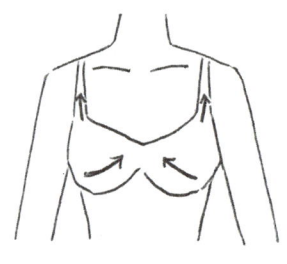

 평상시에도 마찬가지이지만, 특별히 수유 후에는 가슴 쪽으로 지방을 이동시키기 위하여 가슴 주위와 팔뚝 살을 반대편 손으로 충분히 마사지해서 부드럽게 만든 뒤, 림프가 흐르는 겨드랑이를 자극하면서 가슴 쪽으로 모은다. 그리고 가슴 주위의 남은 지방도 손으로 쓸어 모은다. 왼쪽과 오른쪽 번갈아 가며 같은 동작을 반복한 뒤 가슴을 중앙으로 모으고 어깨끈을 충분히 위로 당긴다.

2교시
태교의 가치와 다양한 방법

수·업·목·표

1. 태교가 왜 중요한지에 대해 살펴보자.
2. 일상에서 지켜야 할 태교의 방법에 대해 살펴보자.
3. 아빠 태교의 중요성과 방법에 대해 살펴보자.

임신을 하게 되면 가장 먼저 떠올리게 되는 것이 바로 '태교'다. 아직 태어나지는 않았지만 배 속에 태아가 자라고 있는 이상, 양육은 이미 시작되었다고 생각하는 것이다. 이처럼 많은 사람이 태교의 중요성을 잘 알고 있고 실제 태교를 위해 온 힘을 다한다.

그런데 태교의 중요성을 잘 안다고는 하지만 다소 뜬구름 잡는 형태로 알고 있기도 하고, 대략적으로만 알고 있는 태교 방법에 의존하는 경우도 많다. 따라서 이 시간에는 태교의 중요성을 구분하여 살펴보고, 태교의 기본적인 방법에 대해서도 다루려고 한다. 무엇보다 특별한 태교의 방법이 아닌 지극히 기본적이면서도 일상적인 태교 방법에 대해 알아보도록 하겠다. 흔히 태교라고 하면 똑똑하고 정서가 바른 아기를 낳기 위해 독서와 좋은 음악을 듣고 꽃꽂이를 하는 등의 특별한 활동을 떠올린다. 물론 그것도 중요하고 반드시 수반되어야 할 일이다. 그러나 그보다 더 중요한 것은 일상 속에서의 태교다. 특별하게 무엇인가를 하기 이전에 평상시 자연스럽게 태교가 이루어져야 한다. 여기서는 바로 그 방법들을 집중적으로 다루도록 하겠다.

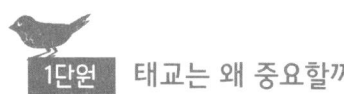

1단원 태교는 왜 중요할까?

1 ∘ 태아의 두뇌 발달을 위하여

'태교가 왜 필요할까?'라고 묻는다면 대부분 '머리 좋은 아기를 낳기 위해'를 떠올릴 것이다. 그렇다. 대부분의 엄마가 이런 생각을 할 정도로 태교와 태아의 두뇌 발달은 그 무엇보다 밀접한 연관이 있기 때문에 임신 초기부터 태교를 잘 할 수 있도록 계획된 임신을 준비하는 게 좋다. 실제로 인간의 뇌세포는 약 1,400억 개인데 바로 태아기에 이 세포가 대부분 완성된다. 무려 70% 이상이라고 보면 된다.

특히 20주 이후부터는 태아의 두뇌가 가장 많이 발달하는 시기다. 그래서 태아의 두뇌를 발달시키려는 방법의 하나인 해마 자극 훈련을 이 시기부터 시작하는 것이 효과적이다.

2 ∘∘ 태아의 바른 성격 형성을 위하여

임신 기간 엄마가 갖는 감정은 태아에게 그대로 영향을 미친다. 신체적으로 무리하지 않고 충분한 영양을 섭취하는 것만큼 엄마의 감정을 잘 관리하는 것도 중요하다는 의미이다. 그리고 이것은 태교의 한 요소이기도 하다.

그러나 감정적인 문제는 신체적, 영양적인 관리에 비교해 소홀하기 쉽다. 당장 이 감정이 태아에게 영향을 미칠 것이라고 체감하기 어렵기 때문이다. 머리로는 인정하지만 정말로 큰 영향을 미친다는 것에 대해서는 추상적으로 여기기 쉽다. 하지만 엄마의 감정과 정서는 호르몬과 체액을 통해 태아에게 직접 전달된다.

이처럼 태교는 두뇌 발달과 더불어 정서의 발달을 돕는다. 한마디로 아기의 성격에 결정적인 영향을 미친다. 태아기 동안 평안하게 지냈던 아기는 안정적인 정서를 드러내고 울거나 칭얼거리는 정도가 약하며 잘 웃는 편이다. 특히 이대로 성장하면 나중에 대인관계에서도 긍정적인 모습을 드러내게 된다. 반대로 그러지 못한 아기들은 산만하거나 불안해하며 그만큼 칭얼대는 정도도 심해진다.

3 ∘∘ 태아의 신체 건강을 위하여

앞서 이야기한 두뇌와 정서 발달과 더불어 신체적인 건강 역시 태교의 중요한 이유이자 요소다. 이러한 사실은 환경과 건강이 밀접한 연관을 갖는다는 논리와도 비슷하다. 그런데 태아가 자라나는 장소는 다름 아닌 엄마의 몸이다. 즉, 환경에 속하는 엄마의 몸이 건강해야 아기 역시 잘 자랄 수 있다.

 엄마의 신체 건강을 위해 가장 필요한 것은 정해진 시간에 규칙적이고 균형 잡힌 식사를 하는 것이다. 또한 식생활도 태교의 일환이라고 여기고 편식하는 습관을 줄여나가야 한다. 물론 처음부터 식습관을 바꾸기는 어렵겠지만 엄마가 좋아하는 음식에, 태아에게 필요한 영양소를 고려하여 식단을 변경해 나간다면 효과적으로 관리할 수 있을 것이다 이밖에 신체 활동 및 운동에 대한 내용은 다음 단원에서 함께 다루게 될 것이다.

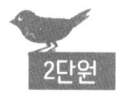

2단원 일상에서 지켜야 할 태교 방법은 무엇인가?

1 ◦◦ 가벼운 신체적 움직임이 필요하다

 임신 기간에 충분한 신체적 운동을 해야 스트레스도 줄이고 엄마와 태아의 건강 모두를 잡을 수 있다.

 특히 숲길에서 운동 차원의 산책이 지속적으로 이루어진다면 코로 신선한 공기를 마시게 되고, 눈으로 수많은 종류의 식물을 보게 되며, 귀로는 새소리와 물소리 그리고 바람 소리를 들을 수 있고, 가슴으로는 행복을 느낄 수 있을 것이다. 집 가까이에 자연 친화적인 산책로가 없다면 학교운동장도 대안이 된다.

2 ◦◦ 최대한 스트레스를 받지 않고 많이 웃어야 한다

　스트레스는 만병의 근원이며, 모든 암의 근원이라고 할 정도로 정신 건강은 신체 건강의 발단이 된다. 그러므로 태아의 건강과 엄마의 건강을 함께 지켜나가기 위해서는 더더욱 스트레스가 있어서는 안 된다. 하지만 이것을 잘 알면서도 스트레스를 받을 수밖에 없는 것이 현실이다. 오히려 임신 기간에는 이전에 몰랐던 부정적인 마음을 갖게 되기 쉽다.

　이를 위해 '의식적으로' 자주 웃으려는 노력이 필요하다. 웃을 일이 따로 없더라고 웃기 위해 노력하는 습관을 갖도록 해야 한다. 실제로 웃으면 엔도르핀이 몸에서 나와서 면역력을 강화한다. 엄마와 태아의 기분을 좋게 해주는 것은 물론 건강에도 직접적인 영향을 미친다. 따라서 의식적으로 많이 웃는 것이 좋다.

3 ◦◦ 오감 태교를 고루 실시하자

　다섯 가지 감각을 활용한 태교 방법을 오감 태교라 하며, 태아의 오감을 자극하여 뇌의 발달을 촉진 시킬 수 있다. 첫 번째로 청각 태교는 태담 태교를 기본으로 하는데 태담을 들려주면 태아에게 안정감을 줄 뿐만 아니라 청각적 자극으로 태아의 청각을 발달시킬 수 있다. 자연히 태

동이 활발해지고 뇌 발달에도 도움이 된다. 따라서 이 시기부터 책을 읽어 주는 것이 필요한데 태아가 다 알아듣는 인격체라 생각하면서 이야기 하듯 읽어줄 필요가 있다. 특히 사물 묘사와 높낮이를 살려 마치 기쁘고 행복한 대화를 하듯이 읽어 주는 것이 필요하다. 참고로 태아는 16주부터 소리를 들을 수 있고, 20주부터는 엄마 목소리를 인식한다.

두 번째로 시각 태교는 엄마 눈으로 보는 모든 것이 배 속 태아에게 그대로 전달된다는 사실에 기초한다. 따라서 좋은 책, 좋은 그림을 따로 찾아보는 것도 중요하지만 평소에는 그냥 지나쳤던 사물이나 자연에 관심을 두고 바라보는 습관을 들여 보자. 특히 여행을 가면 새로운 환경이 주는 행복이 시각을 통해 경험되기 때문에 태아의 뇌를 자극할 수 있다.

세 번째로 후각 태교는 엄마 자신이 좋아하는 냄새를 맡는 것을 기본으로 한다. 좋은 냄새를 통해 엄마 뇌에서 건강한 호르몬이 분비되면 이것이 자연히 태아의 뇌에 전달되어 태아 역시 그 건강한 호르몬을 받아 긍정적 감정을 갖게 된다. 무엇보다 이런 후각 태교는 사물을 분별하는 감각을 발달시키고 기억력 향상에 효과가 있다.

네 번째로 미각 태교는 앞에서도 정리한 것처럼 음식을 통한 태교를 기본으로 한다. 구체적으로 엄마가 먹는 음식 하나하나가 태아에게 영향을 미친다는 마음으로 음식을 먹어야 하며, 식품 고유의 영양소가 잘 전달될 수 있도록 조리하여 먹을 필요가 있다.

다섯 번째로 촉각 태교는 피부 감각을 자극함으로써 뇌가 발달하도록 하는데 태동이 시작되는 6개월경부터는 좀 더 신경을 써야 한다. 배를 쓰다듬는 것은 물론 엄마가 다양한 촉각을 경험함으로써 그 감정이 태아에게 전달될 수 있게 해야 한다. 또한 운동을 하면 양수가 흔들려 태아 피부에 촉감이 전달되기 때문에 운동 태교도 꾸준히 할 필요가 있다.

3단원 아빠의 태교는 왜 중요하고 어떻게 해야 하는가?

1 ∘∘ 태교는 아빠와 엄마가 함께할 때 완성된다

 대부분 태교는 엄마 혼자의 몫이라고만 생각한다. 아빠는 그저 도움을 주는 것 정도면 충분하다고 여기는 경우가 많다. 그러나 태교에 있어서 아빠가 차지하는 비중은 생각보다 크다. 우선 엄마 배 속에 있는 태아는 엄마를 본능적으로 인식한다. 하지만 아빠는 특정한 자극을 주어야만 인식할 수 있기에 지속적이고 주기적으로 태아에게 대화를 걸어야 한다. 또한 자궁 내에서는 저음 목소리가 더 잘 들리기 때문에 아빠의 목소리가 태아에게 더 선명하게 들릴 수 있다. 그리고 무엇보다도 아빠의 태담은 태아가 자신이 얼마나 사랑받고 있는 존재인지를 알게 해준다.

 한편 아빠의 태교는 엄마에게도 즐거움과 행복감을 줄 수 있고 그 궁정적인 감정은 태아에게 그대로 전달된다. 가령 임신으로 심신이 지쳐있는 상태의 엄마는 혼자 힘으로 심리적인 문제를 해결할 수 없다. 그러나 아빠가 나서서 태교를 함께하며 격려와 위로 그리고 배려 등으로 채워주면 엄마는 안정감을 느끼게 된다. 아무리 예민한 상태여도 상대의 노력으로 충분히 완화될 수 있다. 그리고 그 좋은 영향은 결국 태아에게도 그대로 미치게 된다.

반대로 아빠가 태교에 관심을 두지 않고 엄마를 배려하지 않아 엄마가 심리적으로 불안정하다면 태아에게 나쁜 영향을 줄 수밖에 없다. 그동안 아무리 영양을 잘 섭취하고 운동을 잘 하면서 나름 태교를 잘 했어도 심리에 문제가 생긴다. 태교에 결정적인 해가 될 수밖에 없다. 실제로 한 연구 결과는 부부싸움을 자주 하는 부모에게서 태어난 아기는 정신적·육체적 장애가 발생할 가능성이 그렇지 않은 환경에서 태어난 아기와 비교해서 약 2.5배 높다고 밝히고 있다.

2 ∘∘ 아빠가 할 수 있는 태교의 방법은 많다

아빠가 할 수 있는 가장 대표적인 태교는 태담을 하거나 책을 읽어 주는 것이다. 이를 위해 실제 아기가 태어난 것처럼 대화하는 것에 익숙해져야 하며 그날 있었던 일을 자연스럽게 들려줄 수 있어야 한다. 또한 동화책이나 그림책을 읽어 주고 함께 음악을 듣는 것도 좋은 방법이다. 실례로 조리원에 한 아기는 울다가도 아빠가 불러주는 한 곡의 노래만 들으면 '뚝' 하고 울음을 그쳤다. 알고 보니 아기가 엄마의 배 속에 있는 내내 아빠가 그 노래를 불러 주었다고 한다.

　다음으로 태교 일기를 쓰면 유익하다. 간단하게라도 일기를 쓰다 보면 태어날 아기에 대한 책임감과 사랑이 더욱 커지게 되고, 더욱 적극적으로 태교에 동참하게 된다. 무엇보다 훗날 그 일기는 자녀에게 큰 감동으로 남게 될 것이다.

　한편 앞서 언급했던 엄마를 위한 배려도 태교의 중요한 부분인데 우선 엄마의 정서나 영양에 관심을 가지고 수시로 챙겨주어야 한다. 엄마의 감정과 영양이 그대로 태아에게 전달된다는 사실을 안다면 적극적으로 이 부분을 신경 쓰게 될 것이다.

　그밖에도 집안일을 함께하고 출산, 육아 관련 지식을 미리 공부하여 도움을 제공할 필요가 있다. 특히 출산일이 다가올수록 엄마는 불안해지고 준비할 것도 많아지는데, 이 모든 것을 엄마 혼자 감당하지 않도록 아빠는 자신이 해야 할 일을 체크해가며 적극적으로 함께 준비해야 한다.

자기 점검을 할 수 있는 체크 포인트를 작성한 후, 코멘트를 통해
잘못 알고 있었던 부분 또는 혼동되었던 부분을 다시 한 번 바로잡아보자.

태교에 대한 나의 모습 점검 & 개선

1. 현재 정서 관리는 잘 되고 있는가?

- 현재 스트레스를 주는 요인들은 없나?
- 스트레스에 대한 관리 방법으로는 어떤 것을 하고 있나?
- 하루에 대략 어느 정도 웃는가?

기억하기

엄마의 스트레스는 엄마와 태아 모두의 건강에 큰 영향을 미친다.
- 웃을 일이 없더라도 의식적으로 웃으려는 습관을 지녀야 한다.
- 웃으면 엔도르핀이 나와서 면역력이 강화된다.

2. 얼마나 다양한 태교를 하고 있는가?

- 주로 어떤 태교를 하고 있는가?
- 보강이 필요하다고 생각되는 태교는 무엇인가?

> 기억하기

오감 태교를 통해 균형있게 태교를 해야 한다.
- 입체적인 표현의 태담은 아기에게 안정감을 줄 뿐만 아니라 청각과 뇌를 발달시킬 수 있다청각 태교.
- 다양한 것을 보려고 노력하고, 평소에 스쳤던 자연의 아름다움을 눈으로 느끼고자 해야 한다시각태교.
- 좋아하는 냄새를 맡아 건강한 호르몬을 태아에게 전달하면 사물 분별 감각 및 기억력 증진에 도움이 된다후각 태교.
- 균형 잡힌 식사 및 식품 고유의 영양소가 잘 전달될 수 있는 조리방법으로 음식 태교를 해야 한다미각 태교.
- 쓰다듬기, 수영 등 피부 감각을 자극함으로써 뇌가 발달하도록 해야 한다촉각 태교.

3. 아빠와 함께 태교를 하고 있는가?
- 아빠는 태교에 적극적인가?
- 아빠의 도움이 필요할 때 솔직하게 요청하는가?
- 임신 기간에 아빠와 다투는 일이 줄어들었는가?

> 기억하기

아빠의 태교가 태아에게 잘 전달되도록 엄마 또한 긍정적 감정을 최대한 많이 누려야 한다.
- 아빠가 태교에 대한 어색함을 갖지 않도록 엄마도 많이 도와준다.
- 아빠가 태교 일기를 쓰도록 권유한다_{함께 쓰는 것도 좋다}.
- 어려움이나 고충이 있으면 솔직하게 털어놓으면서 문제를 해결하고, 출산 준비를 하도록 한다.
- 아빠의 배려와 도움에 늘 감사하는 마음을 갖도록 하고 이런 감정이 태아에게도 전달되도록 해야 한다.

Tip
쉬는 시간
읽을거리

태교가 중요하게 다루어지게 된 계기

오늘날 예비 엄마들에게 태교는 매우 핵심적인 이슈다. 그러나 과거에만 해도 태교는 그렇게 중요하게 다루어지지 않았다. 특히 서양에서는 아기가 태어난 이후부터 인격체로 인정을 했기 때문에 근대 초기까지만 해도 태교에 대한 개념이 따로 없었다.

본격적으로 태교가 중요하게 다루어지게 된 것은 20세기 오스트리아 신경과 의사이자 정신분석학의 창시자인 지그문트 프로이트Sigmund Freud의 연구 때문이다. 그는 「출생 전 심리학」을 발표했는데 이를 계기로 '엄마의 음성과 사랑을 충분히 전달받은 태아가 정서적으로 안정된다'는 사실이 밝혀지게 되었다. 그리고 이 연구를 통해 오늘날 배를 쓰다듬고 배에 대고 이야기하는 것이 보편적인 태교로 인식되기 시작했다.

  이후로도 과학적인 연구가 지속되었는데 1960년대 중반, 의료 과학 기술이 발달하면서 태아가 듣고 이해하는 것이 가능하다는 사실을 증명하게 되었다. 또한 과학 전문잡지인 「네이처」의 보도를 통해 태내 환경이 태아의 지능에 결정적인 영향을 미친다는 사실 역시 알려지게 되었다. 이 연구에서 지능지수를 결정하는 데 유전자의 역할보다 태내 환경이 더 중요하다고 설명한다. 또한 충분한 영양 공급과 안정된 정서, 유해물질 차단 등 역시 태교에 큰 영향을 미친다고 설명한다.

3교시

임신 기간 중 수행해야 할 운동과 출산 준비

수·업·목·표
1. 임신 기간에 필요한 간단한 운동에 대해 살펴보자.
2. 출산 시 도움이 되는 운동에 대해 살펴보자.
3. 진통을 경감시키는 데에 도움이 될 만한 방법을 살펴보자.

'아는 만큼 보인다'는 말이 있듯이 임신, 출산, 육아도 아는 만큼 쉬워질 수도 있고, 아는 만큼 편해질 수도 있다. 하나라도 더 알고 겪으면 보다 쉬워질 수 있다. 특히나 신체적인 고통이 가장 최고조에 이르는 출산과 관련해서는 더욱 그러하다. 사실상 임신과 육아 기간에 비교하면 출산 시간은 비교도 안 될 정도로 짧지만 가장 고통스럽고 부담이 되는 순간이 아닐 수 없다. 그런데 미리 알고 준비하면 출산의 고통도 줄여나갈 수 있다.

이번 시간에는 출산을 위해 준비해야 할 것들이 무엇인지, 출산 전 도움이 되는 운동과 호흡법을 중심으로 살펴보도록 하겠다. 특히 출산 직전 자궁 수축에 의한 진통이 시작되었을 때 이를 완화하기 위한 대처 방안으로 이완법과 호흡법, 연상법을 살펴볼 것이다. 그리고 이 부분을 다루기 전에 임신 기간 전반에 필요한 신체 운동에 대해서도 잠시 짚어 보도록 하겠다.

평상시 운동하면서 출산 대비를 잘 하고, 출산 직전에 알아야 할 정보와 필요한 실전 연습을 해둔다면 출산의 순간은 생각보다 쉬워질 수 있다. 그러니 무작정 고통을 참으려고 하기보다는 고통을 줄일 방안을 알아야 한다.

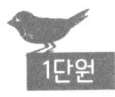 **1단원** 임신 기간에는 어떤 운동이 좋을까?

1 ∞ 시기별로 강조되어야 할 운동들

임신 중 체중이 1kg 증가하면 척추가 받는 부담은 5kg까지 늘어난다. 즉, 임신으로 몸무게 증가가 많아질 경우 허리나 무릎에 통증이 발생할 수 있기 때문에 적절한 체중 관리와 관절 보호를 위해서라도 운동을 하는 것이 아주 좋다.

우선 임신 초기는 안정을 취하는 것이 좋지만, 가벼운 스트레칭으로 혈액 순환이 잘되도록 해야 한다. 또한 아기의 뇌, 근육, 골격 등이 본격적으로 발달하는 임신 중기에도 운동을 통해 혈액 순환이 원활하도록 해주어야 아기 발달에 도움이 된다. 특히 스트레칭이나 걷기 운동을 꾸준히 하는 것이 좋다. 그러나 무리한 운동은 피하고 무엇보다 엄마의 체력과 건강 상태에 맞게 진행해야 한다.

다음으로 임신 후기에 들어서면 체중 관리에 더욱 신경써야 한다. 자칫 방심하면 체중이 과도하게 증가하여 부종, 요통, 불면증이 심해질 수 있기 때문이다. 이 시기에 가장 쉽게 할 수 있는 것은 역시나 걷기다. 또한 출산 시기가 다가올수록 엄마의 근육과 관절의 힘을 길러주는 방향으로 운동하는 것이 필요하다. 이 부분은 2단원에서 구체적으로 언급할 것이다.

2 ◦◦ 임신 기간에 해야 할 대표적인 운동들

임신 기간에 필요한 대표적인 운동들을 소개하면 다음과 같다. 가장 먼저 설명해야 할 것은 앞에서도 강조되어 온 '걷기'다. 일단 걷기는 체력이 어떠하냐에 따라 운동량을 조절할 수 있기 때문에 더욱 효과적이다. 문화체육관광부 및 국민건강지식센터에서 제공하는 '임산부를 위한 운동 가이드라인'에 따르면 임신 전에 꾸준히 운동한 건강한 여성은 하루에 15~30분씩, 임신 전에 운동량이 부족했던 여성은 하루 15분 정도로 가볍게 시작해서 5분씩 점차 늘린다는 생각으로 하루 30분에 도달할 때까지 진행하면 좋다 주 3~5회. 그런데 '임신 중에는 걸음걸이도 조심해야 한다'는 말이 있듯이 엄마는 다리를 삐끗하거나 넘어지지 않도록 특별히 주의하면서 운동해야 한다. 엄마가 넘어지면 태아에게는 천정이 무너진 느낌이 들 정도의 충격이 가해지기 때문이다.

다음으로 실내 유산소 운동을 들 수 있는데 바깥에 나가기 어려울 때 실내에서 꾸준히 유산소 운동을 하면 많은 도움이 된다. 그 대표적인 것이 실내 자전거이다. 무엇보다 자전거가 고정되어 있기 때문에 안전할뿐더러 심폐 능력 향상 및 체력 증진에 도움이 된다. 또한 체중이 하체에 모두 전달되지 않는 유산소 운동이기 때문에 관절의 부담도 줄일 수 있다.

수영이나 수중 에어로빅 역시 임신 기간에 할 수 있는 효과적인 운동이다. 두 운동 모두 체온이 상승하는 것을 막아주기 때문에 임신 시기 전반에 걸쳐 유익하다. 특히 임신 중에는 자궁이 커져 골반 내 혈관을 압박해 손발 저림, 요통, 어깨 결림 등의 증상이 나타나기 쉬운데, 부력이 작용하는 물속에서는 배가 가벼워져 몸을 움직이기 편하다. 물론 찬물보다는 약간 미지근한 온수로 된 수영장물이 좋으며 수영을 못할 경우에는 물속에서 걷기만 해도 좋다.

마지막으로 스트레칭 역시 대표적인 운동인데, 장소에 구애받지 않고 어디서든 할 수 있다는 장점이 있다. 스트레칭은 근육을 이완시켜 자궁의 근육이나 골반의 근육을 단련해 준다. 또한 혈액 순환을 원활하게 해주기 때문에 부종도 줄여 주고, 기분까지 개운하게 해주기 때문에 무리하지 않는 선에서 틈틈이 해주는 것이 좋다.

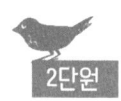

2단원 출산 시 도움이 되는 운동에는 어떤 것이 있을까?

1. 출산 시 도움이 되는 운동 자세

a. 고양이 자세

출산 시 도움이 되는 대표적인 자세로 허리와 골반의 힘을 키워준다.

고양이처럼 무릎과 손으로 바닥을 짚은 상태(기어가는 자세)에서 두 손과 두 무릎을 각각 어깨너비만큼 벌린 다음, 숨을 들이마시면서 머리를 뒤로 젖혀 허리를 움푹하게 아래쪽으로 내린다. 반대로 숨을 내쉬면서 머리를 아래쪽으로 숙이는 동시에 복부를 등 쪽으로 당기면서 허리를 위쪽으로 둥글게 끌어올린다. 이 동작을 3~5회 반복한 후, 호흡을 정리하며 처음 자세로 돌아온다.

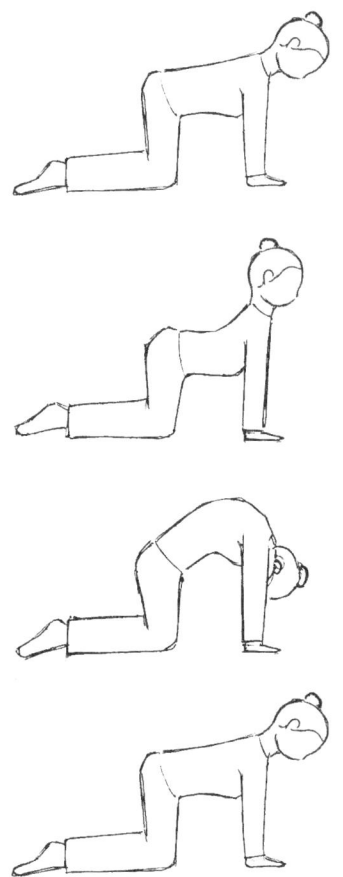

b. 개구리 자세

아기집을 튼튼히 해주고, 관절의 유연성을 키워준다. 또한 골반과 아랫배를 강화시키며, 아기가 거꾸로 있는 것역아을 예방하는 데 효과적이라 임신 말기에 꾸준히 하면 출산순산 시 많은 도움이 된다.

우선 천장을 보고 누운 상태에서 손바닥을 서로 맞대어 가슴 위에 올려놓고, 발바닥도 서로 맞댄 후 회음부 쪽으로 끌어당긴다. 그런 후 숨을 들이마시면서 마주 댄 손

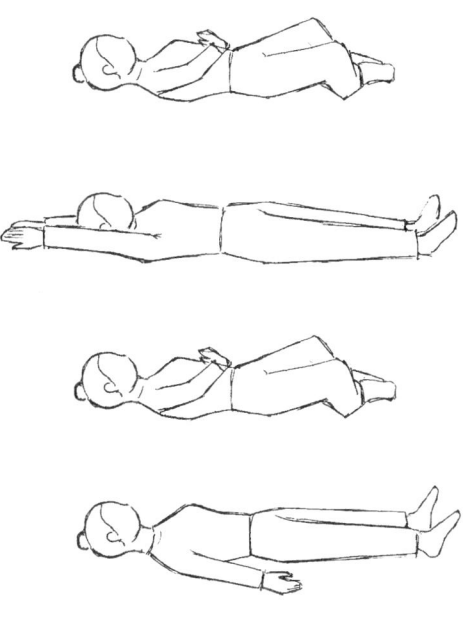

은 위로 밀고, 마주 댄 발은 아래로 펴준다. 그다음 반대로 숨을 내쉬면서 마주 댄 손은 다시 가슴까지 당기고, 다리는 발바닥을 마주 댄 상태에서 개구리 처럼처음 자세 끌어올린다. 이렇게 팔과 다리를 동시에 폈다가 오므렸다 하는 자세를 반복 한다. 이러한 개구리 자세는 최소 100회 이상 하는 것이 좋으며, 이후에는 자세를 풀고 편안하게 누워 휴식한다.

c. 나비 자세

다리와 골반을 열어 나비의 날개처럼 펴주는 동작이다. 이 동작은 골반과 고관절을 자극해 주고, 골반과 고관절을 벌려주어 고관절이나 골반 그리고 척추에 유연성을 갖게 해줌으로써 출산 시 통증을 경감시켜줄 수 있다. 특히 허리를 구부리게 되면 뒤로 처져 있던 자궁과 난소 등의 하부 장기가 위치를 바로잡게 되고, 더 나아가 하체의 혈액순환 역시 원활해질 수 있다.

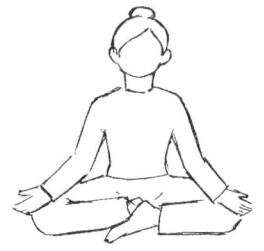

가슴과 허리를 곧게 펴고 앉은 후, 발바닥을 마주 붙인다. 양손은 발을 잡고 회음부 쪽으로 끌어당기고 아랫배를 내밀며 가슴을 쭉 편다. 숨을 내쉬면서 이마가 바닥에 닿도록 몸을 숙이고 20~30초 정도 있다가 숨을 들이마시면서 몸을 일으킨다. 이 동작을 3~5회 반복한 후 바른 자세로 돌아와 호흡을 정리한다.

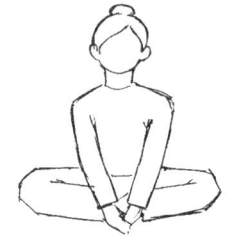

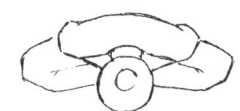

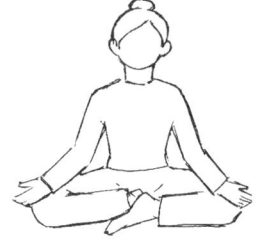

d. 방아 자세현 자세

골반과 고관절을 조이는 자세로 골반의 위치를 바로잡아준다. 또한 상체를 기울여 늘이는 동작이기 때문에 옆구리 자극에 의해 변비 해소에 도움을 준다.

앉은 상태에서 왼발은 안쪽 회음부 쪽으로 접고, 오른발은 뒤쪽으로 접은 후 발목을 90도로 꺾는다. 두 손은 머리 뒤에서 깍지 끼고 등은 곧게 세워 척추를 충분히 펴 준 후, 숨을 들이마셨다가 내쉬면서 몸을 오른쪽으로 내리고 눈은 위를 보고 가슴을 펴며 왼쪽 팔꿈치가 위를 향하게 한 후, 3~5회 천천히 숨을 쉰다. 이후 숨을 들이마시면서 몸을 세우고 처음 자세로 돌아온다. 그다음 다리를 바꿔 앉고 아까와 반대쪽으로 똑같이 두 손은 머리 뒤에서 깍지를 끼고 몸을 왼쪽으로 내리고 오른쪽 팔꿈치가 위를 향한 후 3~5회 천천히 숨을 내쉬고, 이후 숨을 들이마시면서 몸을 세우고 처음 자세로 돌아온다 한다. 이후, 손깍지를 풀고 바른 자세로 돌아와 호흡을 정리한다.

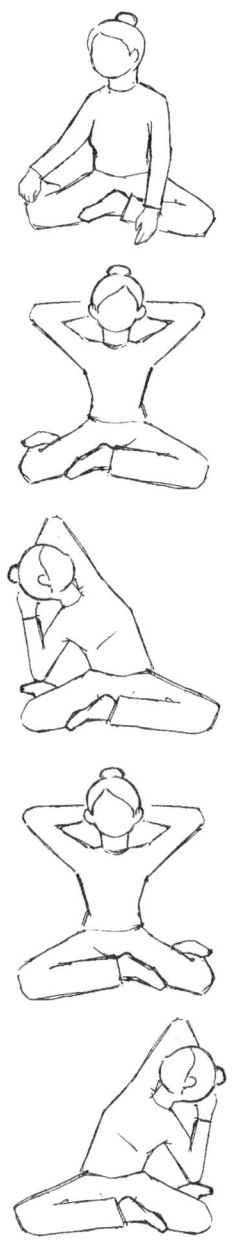

2 ∘∘ 출산을 도와주는 백허그 호흡 운동

출산 직전에 아빠의 역할은 매우 중요하다. 이때 엄마와 아빠가 함께할 수 있는 운동으로는 백허그 호흡 운동이 있다. 분만실에서 특별한 준비 없이도 할 수 있다는 장점을 가지고 있기에 누구나 쉽게 할 수 있다.

우선 엄마가 어느 정도 걸을 수 있는 상태에서 진통이 오기 시작하면 아빠는 엄마를 백허그한 상태에서 아빠의 배로 엄마의 허리를 받쳐준다. 그리고 두 사람이 함께했던 추억과 태어날 아기를 생각하며 기분 좋은 이야기를 해준다. 그리고 진통이 오면 태아에게 산소를 공급할 수 있도록 숨을 들이마시고 내쉬기를 하면 된다.

이때, 엄마와 아빠는 숨을 들이마실 때 같이 배가 나오고, 숨을 내쉴 때 같이 배가 들어가야 한다. 이러한 백허그 호흡 운동은 출산에 대한 두려움이나 부담을 줄여줄 뿐만 아니라, 진통을 이겨내는 데에도 도움이 된다.

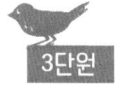

3단원 진통을 줄이기 위한 방법에는 무엇이 있는가?

1 ∘∘ 호흡법을 통한 진통 경감

호흡법은 자궁 수축에 따른 진통이 올 때 그 경과에 맞게 일정한 호흡을 하게끔 돕는 방법이며 일종의 '리듬'에 맞추어 호흡하는 것이라고 할 수 있다. 호흡법이 출산에 도움이 되는 것은 의식을 호흡에 집중할 경우 자궁 수축에 의한 생리적 자극을 잊을 수 있기 때문이다. 그뿐만 아니라 호흡을 통해 산소를 충분히 공급하면 태아에게도 도움이 될 뿐만 아니라 근육은 물론 체내 조직이 이완된다.

호흡법은 진통 패턴과 시간에 맞춰 호흡하는 것으로 사전 연습을 할 경우 더욱 효과적이다. 평소에 시간을 정해놓고 호흡량을 조절하는 훈련을 하면 된다.

호흡에는 두 가지 종류가 있는데 느린 호흡과 빠른 호흡이다. 느린 호흡은 자궁문이 2~3㎝가량 열렸을 때 필요한 것으로 평상시 호흡의 절반 정도를 내쉰다는 생각으로 하면 된다. 조금 더 구체적으로 살펴보면 출산 전기에는 자궁문이 0~3㎝ 정도 열리고 진통은 약 5분 간격으로 오며 30초가량 지속하는데 이때는 깊은 심호흡이 필요하다. 그리고 흉식 호흡을 하는데 코로 가볍게 들이쉬고 내쉬면 된다.

다음으로 빠른 호흡은 자궁문이 10㎝ 정도가 열렸을 때 필요한데 평소 호흡의 1.5배 정도를 내쉰다고 보면 된다. 참고로 자궁문이 10㎝ 정도까지 열리려면 그 전까지 보통 2~3분 간격으로 진통이 오고 1분 정도 지속된다. 이때는 특히 진통의 주기를 생각하기 어렵기 때문에 얕고 빠른 흉식 호흡을 하도록 한다. 그리고 진통의 처음과 끝은 심호흡을 하며 진통이 오는 처음 1초 동안은 들이쉬고 다음 1초 동안 가볍게 내쉬도록 한다.

2 ㅇㅇ 이완법을 통한 진통 경감

 긴장은 진통을 더욱 강화한다. 진통이 찾아올 때 긴장을 하면 자궁 수축에 따른 자극이 대뇌는 물론 복벽 근육 및 피부에까지 전달된다. 그리고 그것이 다시 대뇌에 전달되어 더 고통스러움을 호소하게 된다.

 이런 상황에서 필요한 것이 이완법인데 의식적으로 몸을 이완시키는 훈련을 함으로써 진통을 조금이나마 극복할 수 있다. 이완법의 기본은 우선 머리부터 발끝까지 전신의 힘을 다 빼는 것이다. 이 방법은 어느 정도 연습이 필요한데 관절 부위부터 힘을 빼다 보면 더욱 쉽게 전체 힘을 뺄 수 있다. 또한 미리 몸을 마사지하면 더욱 효과적이다. 마사지를 통해 정신적으로 긴장을 풀게 되면 마음의 안정을 더 쉽게 찾을 수 있기 때문이다. 그리고 나서 힘을 빼면 더 쉽게 이완된다.

 한편 아빠의 도움도 필요한데 엄마가 옆쪽으로 눕고 아빠는 그 앞에 앉도록 한다. 그리고 아빠는 엄마의 이완시키고자 하는 다리 관절을 양손으로 받쳐 들고 수평이 되도록 들어 올린 후, 관절을 움직이는 방향대로 움직여 이완시킨다.

3 ㅇㅇ 연상법을 통한 진통 경감

 연상법은 기분 좋은 상황을 상상하는 방법으로, 다른 두 가지 방법과 달리 정신적인 요소로 진통을 경감시킨다. 그러기 때문에 가장 쉽기도 하지만 실효성이 있는지 의문을 갖기도 한다. 하지만 기분 좋은 일들을 상상하여 엔도르핀의 분비를 증가시키면 실제 통증을 충분히 경감시킬 수 있다. 그러므로 이완법과 함께 연상법을 하면 효과가 더 높게 나타날 수 있다.

연상법을 위해서는 특정한 사물을 활용하는 것도 도움이 된다. 사진을 비롯한 추억이 담긴 물건을 분만실로 따로 챙겨오거나 분만실 내에 있는 기존 물건에 집중하면 된다. 자궁 수축이 시작되었을 때 그 사물에 최대한 집중하면 통증 지각이 감소될 수 있다. 혹은 음악을 틀어놓는 것도 도움이 될 수 있는데, 이것은 연상법만이 아니라 이완법에도 도움이 된다.

자기 점검을 할 수 있는 체크 포인트를 작성한 후, 코멘트를 통해 잘못 알고 있었던 부분 또는 혼동되었던 부분을 다시 한 번 바로잡아보자.

출산을 잘 하기 위한 준비 사항 점검 & 개선

1. 출산을 위한 운동을 잘 하고 있는가?

- 출산을 위해 하고 있는 운동은 무엇이며, 얼마만큼 자주, 지속적으로 하는가?
- 특별한 상황에서 마음먹고 하는 운동에는 어떤 것이 있는가?
- 운동을 못 하고 있다면 그 이유는 무엇이라 생각하는가?

기억하기

임신 시기에 맞는 가벼운 운동이 필요하다.

- 초기: 가벼운 스트레칭으로 혈액 순환을 원활하게 해주어야 한다.
- 중기: 스트레칭이나 걷기 등을 꾸준히 해야 한다.
- 후기: 체중 관리를 하면서 근육과 관절의 힘을 길러주는 방향으로 운동해야 한다.

2. 필요하다고 여기는 운동은 무엇인가?

- 하루에 몇 분 정도 걷고 있는가?
- 움직임이 부족하다면 어떻게 보강하면 좋을까?

기억하기

유산소 운동을 기본으로 가벼운 움직임이 습관이 될 수 있게 한다.

- 임신 전에 꾸준히 운동한 건강한 여성은 하루에 15~30분씩 걷고, 임신 전에 운동량이 부족했던 여성은 하루 15분 정도로 가볍게 시작해서 하루 30분에 도달할 때까지 늘려나간다.
- 실내에서도 자연스럽게 운동을 할 수 있도록 습관을 들인다.
- 미지근한 물에서의 수영, 수중 에어로빅은 손발 저림, 요통, 어깨 결림 등을 완화해 준다.
- 스트레칭은 자궁이나 골반의 근육을 단련해 주어 순산을 돕고 기분을 좋게 해준다.

3. 출산을 위해 취해야 할 자세는 무엇인가?

- 출산일이 다가올수록 신체적인 준비나 연습을 따로 하고 있는가? 운동 외에
- 호흡법, 이완법, 연상법이 정말로 진통을 줄일 수 있다고 확신하는가?

> 기억하기

출산 시 도움이 되는 자세들을 꾸준히 연습한다.

- 고양이 자세: 출산 시 도움이 되는 대표적인 자세로 허리와 골반의 힘을 키워준다.
- 개구리 자세: 아기집을 튼튼히 해주고, 관절의 유연성을 키워준다. 또한 골반과 아랫배를 강화시키며, 아기가 거꾸로 있는 것을 예방하는 데 효과적이다.
- 나비 자세: 골반과 고관절을 벌려주어 고관절이나 골반, 척추에 유연성을 갖게 한다.
- 방아 자세: 골반과 고관절을 조이는 자세로, 골반의 위치를 바로잡아 주고 변비 해소에 도움을 준다.

4. 진통을 줄일 수 있는 방법은 무엇인가?
- 진통을 줄이기 위해 어떤 연습을 하고 있는가?
- 진통을 줄이기 위한 연습은 하루에 몇 번 정도 하는가?

> 기억하기

진통을 줄일 수 있는 방법이 존재한다.

- 호흡법: 자궁 수축에 따른 진통이 올 때 그 경과에 맞게 일정한 호흡을 하면 생리적 자극을 잊을 수 있다.

- 이완법: 관절 부위부터 힘을 빼면서 서서히 전체 힘을 빼는 연습을 한다.
- 연상법: 기분 좋은 일들을 상상하거나 특정 사물에 집중하여 엔도르핀의 분비를 증가시킨다.

Tip
쉬는 시간
읽을거리

출산 준비 물품

출산 이후를 위해 필요하다고 생각되는 물품을 많이 사두는 경우가 있다. 그러나 막상 아기가 태어난 이후, 다 사용하지 못하게 되는 경우 또한 많다. 따라서 꼭 필요한 것을 중심으로 구매한 후, 그 외의 것들은 부족하게 사두고 필요할 때 추가로 사는 것이 좋다.

- 기저귀: 신생아 때는 하루 평균 15장 정도 사용한다이를 고려하여 준비.
- 수유 쿠션: 간단한 이불이나 베개 등을 활용해도 된다자세를 잡은 후 사이사이에 담요를 끼우면 된다.
- 겉싸개와 속싸개: 속싸개 사용 시 팔과 몸은 잘 싸더라도 다리는 움직이게 싸주어야 한다. 다리를 못 움직이면 고관절 탈구가 생기기 쉽다. 그리고 외출 시 겉싸개를 따로 사용하지 않고 속싸개를 활용

하여 싸준 뒤 추울 시 엄마의 겉옷으로 덮어 주면 간단하다.
외출 시 겉싸개 대신 속싸개를 활용하는 방법은 아래 그림을 참고하자.

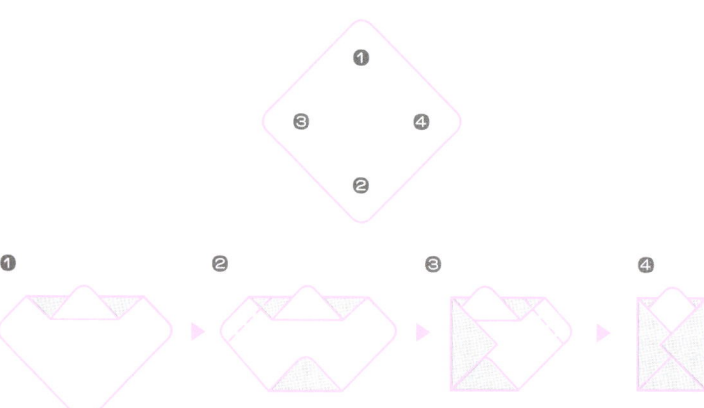

- 젖병: 3~4개 정도 준비하고 젖병 세정제와 젖병 세척 솔도 준비한다.
- 가제수건: 대략 10~20장 정도 필요하다.
- 아기 양말: 신생아에게도 발을 따뜻하게 할 양말을 신겨주는 것이 좋다.
- 베이비 로션, 바스비누 오일: 아기는 아래쪽이 더 건조하기 때문에, 무릎 아래로는 로션에 오일 한두 방울을 떨어뜨린 후 발라 주는 것도 좋다.
- 목욕 타월: 아기를 다 감싸고도 남는 큰 것을 준비하도록 하고, 여분의 속싸개를 타월로 써도 된다.

- 목욕통: 타원형 세숫대야100일까지는 사용하기 편리 함나 아기 목욕통을 준비한다.
- 젖병 삶는 소독기: 깨끗한 냄비로 사용하는 것도 좋다.
- 수유 브래지어: 출산 후 가슴이 커지므로 임신 9개월 기준으로 가슴 밑 둘레는 맞고, 브래지어 컵은 한 치수 큰 것을 준비한다.
- 아기 이불: 계절, 온도에 맞게 준비한다.
- 그 밖의 준비물: 산모용 손목 보호대, 수면 양말, 수유 패드, 복대, 유축기출산 후 필요시 준비, 아기 전용 손톱 가위, 면봉, 배냇저고리, 코흡입기, 체온계 등.

두 번째

❀ 모유 수유학

1교시
모유의 특성과 수유 방법

수·업·목·표

1. 모유의 생성 원리와 모유의 종류에 대해 살펴보자.
2. 전유와 후유의 효과적인 수유 방법에 대해 살펴보자.
3. 출산 직후, 신생아 모유 수유 방법에 대해 살펴보자.

한 사람의 일생 중 엄마와 아기가 가장 가까이에서 함께할 수 있는 시간은 바로 모유 수유를 하는 때가 아닐까? 모유 수유를 하는 그 순간, 엄마는 아기를 품에 꼭 안은 채 생명을 전해 주고, 아기는 엄마 품에 고이 누워 엄마의 사랑을 한없이 만끽한다. 그야말로 가장 숭고하면서도 아름답고 따뜻한 시절이라고 할 수 있다.

물론 첫 출산을 앞둔 예비 엄마에게 모유 수유는 단순한 일이 아닐 수 있다. 자신의 몸에서 아기가 먹을 소중한 음식이 나오는 것부터가 생소할 수 있다. 거기에 '과연 모유가 풍부하게 나올지', '아기가 그 모유를 잘 빨 수 있을지' 하나하나 걱정되기 시작할 것이다. 또한 밤중 수유, 수유 시에 주의해야 할 음식, 수유부가 지켜야 할 다양한 것을 떠올리며 긴장을 거듭하게 될 것이다.

그러나 걱정할 필요 없다. 이미 우리의 어머니들은 이 멋지고 훌륭한 일들을 거뜬히 이루어 내셨고 우리를 이렇게 키워주셨다. 많은 어머니가 처음 경험함에도 그 최고의 일을 잘 수행해내셨던 것처럼 예비 엄마들도 처음이지만 충분히 할 수 있을 것이라는 믿음을 가져야 한다. 그리고 그러한 믿음을 뒷받침해 주고 조언을 해줄 다양한 지침을 참고해야 한다. 그런 차원에서 이번 시간에는 간단한 모유 생성 원리와 모유의 종류, 모유의 특징, 그리고 출산 직후 모유 수유 시에 주의해야 할 기본 사항들을 살펴보도록 하겠다.

1단원 모유란 무엇이며 모유의 종류에는 어떤 것이 있을까?

1 ∘∘ 모유의 개념과 생성 원리

아기가 엄마 배 속에 있을 때는 탯줄을 통해 산소를 공급받고 음식을 섭취한다. 그러나 태어나서부터는 또 다른 형태로 영양분을 공급받게 되며, 그 영양분의 원천이 바로 모유다. 그런데 아기의 입장에서는 이전과는 다른 노력이 수반되어야 한다. 이전에는 저절로 영양분이 들어왔다면 이제는 스스로 '빨아야 하는' 즉 많은 노력을 해야 한다. 놀라운 것은 이러한 과정이 어떤 학습 없이 본능적으로 이루어진다는 사실이다. 그러므로 아기가 본능적으로 모유를 잘 먹을 수 있도록 엄마는 그에 맞는 노력을 해야 한다.

우선 모유가 어떻게 생성되는지 알 필요가 있다. 아기가 젖을 빨면 엄마의 뇌하수체 전·후엽에서 프로락틴과 옥시토신이라는 호르몬이 분비되기 시작한다. 이 호르몬은 모유를 증가시켜주므로 모유 양을 늘리고자 하는 엄마는 젖꼭지가 아픈 것이 해결된다면 1~2개월 동안은 기쁜 마음으로 최대한 자주 오랫동안 젖을 물려주면 모유 양이 늘어난다. 그런데 조금의 자극에도 반응이 빠르게 와서 모유의 양이 늘어나는 엄마가 있는가 하면, 젖을 오래도록 물려도 자극이 천천히 와서 모유 양이 적은 엄마도 있다. 하지만 시간이 지나다 보면 대부분 아기에게 필요한 양을 찾아가게 된다. 무엇보다 아기를 출산한 엄마라면 누구나 모유 수유가 가능하므로 자신감을 가지고 모유 수유를 시작하자.

2 ∘∘ 모유는 시기에 따라 초유와 성숙유로 나뉜다

아기를 출생한 엄마의 유방에서 처음 나오는 젖을 '초유'라 부른다. 초유가 나오는 시기는 출산 후부터 약 열흘 정도로 그리 길지 않다. 또한 처음 나오는 것이기 때문에 양도 적을 수밖에 없는데, 양은 비록 적지만 누르스름한 빛깔에 농도는 매우 진하다. 원활한 배변을 도와주고 탈수를 방지해 주며 아기의 식도부터 위, 소장, 대장을 청소해 준다. 즉, 대변을 빨리 배출

시키는 성분을 포함하고 있다.

　세상에 갓 나온 아기는 새로운 환경에 무방비 상태이기 때문에 유해 물질이 아기에게 쉽게 침투할 수 있다. 그러나 이 초유는 가장 연약한 아기를 보호해 주는 역할을 한다. 풍부한 면역 성분을 포함하고 있어 세균 침투를 방어해 주고 질병 유발인자도 파괴해 준다. 이렇게 여러 가지 균과 싸워 이길 수 있도록 감염에 대한 저항력을 부여해 줄 뿐만 아니라 두뇌 활동을 활발하게 하고 집중력을 향상시켜주며 소화기관을 훈련시켜 준다. 그야말로 아기에게는 신이 주는 선물이라고 할 수 있다. 실제로 초유는 양이 매우 적지만 단백질이나 무기질은 물론 비타민A 등이 이후에 나오는 성숙유보다 훨씬 많이 함유되어 있다.

　그런데 가끔 초유의 전유가 많아서 아기가 설사를 할 때는 전유를 짜서 버리라고 하는 경우가 있는데, 초유의 성분을 생각한다면 전유를 버리는 것은 너무 아깝다. 이럴 때는 초유의 전유를 버리지 말고 짜서 냉동 보관하였다가 설사가 멈춘 후 먹이면 된다. 이때 70℃ 이상의 물에 분유를 2배 정도 진하게 탄 후, 냉동해 두었던 초유를 섞으면 된다. 그러면 설사 증상 없이 초유 성분을 아기에게 먹일 수 있다.

　그리고 열흘 정도가 지나면 흰색의 모유가 나오기 시작하는데, 이것을 성숙유라고 부른다. 참고로 과도기를 거쳐 15일에서 한 달가량이 될 때 완전히 성숙유로 바뀌게 된다. 성숙유에 들어 있는 단백질은 아기의 성장은 물론 두뇌 발달을 지속적으로 돕고, 아기에게 열량을 공급하게 된다.

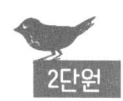

2단원 전유와 후유를 어떻게 효과적으로 먹일 수 있을까?

1 ∘ 전유와 후유로 다시 나뉘는 성숙유

성숙유는 처음에 나오는 전유와 나중에 나오는 후유로 나누어진다. 전유는 우선 묽고 양이 많은 편이며 수분을 비롯하여 유당, 비타민, 무기질을 많이 함유하고 있어 갈증을 해소해 줄 수 있다. 그러므로 목이 마른 아기들에게는 전유가 꼭 필요하다.

전유로 배를 조금 채운 아기는 천천히 젖을 다시 빨게 되는데 이때 나오는 젖이 후유다. 후유는 전유보다 지방과 열량이 풍부하며 전유에 비해 진하고 끈적끈적하다.

일반적으로 전유를 물젖이라고 하고 후유를 참젖이라고 부르기도 한다. 만약 전유, 즉 물젖만 계속 먹이고 후유를 제대로 먹이지 못하게 되면 아기가 탄수화물만 섭취하게 되고 후유가 가지고 있는 지방을 제대로 섭취하지 못해 녹색 변이나 묽은 변을 자주 보게 된다. 또한, 체중도 잘 늘지 않는다. 그러나 진한 후유를 충분히 먹은 아기는 살이 통통하게 오르고 잠을 잘 자며 변도 황금색을 띠게 된다.

2 ∘ 전유와 후유를 효과적으로 먹이기

전유와 후유를 먹일 때 엄마들이 착각하는 것이 있는데 한쪽 젖을 물린 후 어느 정도 먹였으면 다른 쪽 젖으로 옮겨야만 한다고 생각하는 것이다. 그런데 그렇게 할 경우 모유 양이 많은 엄마는 아기가 전유만 먹은 채 또다시 다른 쪽 젖에서 나오는 전유, 즉 물젖만 먹게 될 뿐이다. 따라서 모유 양이 많은 엄마가 모유를 먹일 때는 한쪽 젖을 충분히 빨게 하여 후유까지 먹을 수 있게 해야 한다. 다시 말해 한쪽 젖을 완전히 비운다는 생각으로 수유를 해야 한다.

한편 전유가 많이 나오고 아기가 설사를 계속하면, 전유를 조금 짜내고 마사지를 한 후 수유를 해야 한다. 이때 유축기를 활용하여 짜내면 수분이 많이 함유된 전유가 나오는 것을 확인할 수 있을 것이다. 이렇게 어느 정도 전유를 짜낸 후, 본격적으로 수유를 하도록 한다.

또한 전유와 후유를 충분하게 먹이려면 모유가 골고루 섞이도록 마사지를 해주는 것도 효과적이다. 마사지할 때는 우선 한 쪽 손바닥으로 젖을 살짝 누르고 다른 쪽 손을 그 위에 포갠 후 원을 그려가며 문질러주면 된다. 이렇게 마사지를 하면 엄마의 젖 안에서 전유와 후유가 잘 섞여서 한꺼번에 전유와 후유를 먹을 수 있다.

3단원 　신생아의 모유 수유 방법 및 주의점은 무엇인가?

1 ∘∘ 출산 직후의 모유 수유

병원에서 출산 후 조리원으로 오는 엄마 중에는 이미 젖꼭지에 상처가 생기고 피가 나서 유두균열 수유가 힘든 경우가 있다. 가능한 한 빨리 젖을 물려서 아기가 엄마 젖을 기억하게 하는 것도 중요하지만, 심한 젖꼭지 상처로 수유에 지장이 생기면 안 된다는 것을 먼저 기억해야 한다.

모유 수유는 출산 후 첫째 날은 2~3회, 둘째 날은 3~4회, 셋째 날은 4~5회, 넷째 날은 5~6회를 기본으로 하고, 대략 10~20분 정도 물리다가 젖꼭지가 단련되어 가는 5일 이후부터 아기가 원할 때마다 본격적으로 수유하면 된다. 그래야 엄마의 고통을 줄이면서도 자연스럽게 모유 수유를 이어갈 수 있다.

신생아 수유는 생후 3주까지 한쪽 가슴을 10분 이상 먹여야 한다. 그래야 두뇌 발달에 도움이 되는 후유까지 먹일 수 있다. 무엇보다 모유 수유는 단지 먹을 것을 제공해 주는 것만이 아니라 엄마와 교감하며 애착을 형성하는 최고의 과정이라는 것을 기억하자.

한편 충분한 수유가 이루어졌다면 아기의 몸무게를 체크해야 하는데, 생리적인 현상으로 처음에는 몸무게가 빠졌다가 생후 10일 전후가 되면 태어날 때 몸무게를 회복하며 이후 하루에 20~30g 정도 증가하면 적당하다.

참고로 출산 직후 유방과 모유 변화는 엄마들마다 다른데 대부분의 엄마는 둘째 날 황색 초유가 아주 조금 젖꼭지에 묻는 것을 경험하고, 셋째 날 유방이 부풀어 오르며 단단해지는 것을 느낀다. 이때 초유가 아주 조금 나온다. 다음으로 넷째 날과 다섯째 날에는 모유가 조금 나오기는 하지만 가슴은 딱딱한 상태이며, 그 이후로 열흘까지는 가슴 상태가 조금씩 부드러워지고 아기들도 엄마 젖을 빨기가 편안해진다. 당연히 모유 양도 많아진다.

2 ∞ 모유 수유의 자세와 주의 사항

먼저 몸을 조금 숙이는 자세에서 젖을 모으고 모유를 약간 짜내어 아기 입술에 묻힌다. 다음으로 아기가 입을 크게 벌리게 한 후 재빨리 젖을 깊숙이 물린다. 수유가 끝나면 아기의 입안이 진공 상태이므로 손가락을 아기의 입 가장자리에 밀어 넣고 고개를 살짝 돌려서 젖을 빼도록 한다. 그리고 수유 후에는 역류를 막기 위해 5분 정도 상체를 높여준 후 트림을 시키는 것이 좋다. 하지만 모유는 분유보다 쉽게 소화되므로 트림을 반드시 시킬 필요는 없다.

또한 출산 초기에는 대부분 모유가 부족하므로 조급한 마음을 버려야 하고 전문가와 상의해서 자신만의 스타일을 정해나가야 한다. 특히 산후 일주일 정도까지는 젖양이 충분한지, 부족한지 등을 판단하기 힘들기 때문에 처음부터 양을 파악하려고 하거나 예민하게 반응할 필요가 없다. 한편 수유 시 엄마는 반드시 손을 깨끗이 씻어야 하며, 손가락 마디마디 사이도 잘 씻어 주어야 한다.

3 ∞ 밤중 수유에 관하여

모유 양은 적은데 모유 수유를 꼭 원하는 엄마들은 밤중 수유를 지속할 필요가 있다. 가슴을 깨끗이 비울수록 뇌에서는 모유가 부족하다고 인지해서 더 많은 모유를 만들려고 하기 때문이다.

밤에 누워서 수유하게 될 경우에는 엄마의 어깨 보호를 위해 어깨높이의 둥근 베개를 옆으로 베고(없으면 수건을 베개 위에 얹는다) 골반이 틀어지지 않도록 다리 사이에 베개 등을 끼우고, 아기의 목을 엄마의 젖가슴 쪽으로 당겨 젖을 깊게 물리도록 한다.

이후 적절한 시기에 밤중 수유를 떼야 하는데 모유와 분유는 소화되는 시간이 달라 밤중 수유 끊는 시기가 다르다. 분유를 먹는 아기는 생후 5개월이면 밤에 잘 자는데 모유만 먹는 아기는 생후 6개월 정도 걸린다. 중요한 것은 젖니가 나기 전까지만 밤중 수유를 하고 젖니가 나기 시작하면 반드시 밤중 수유를 끊어야 한다. 젖니가 났는데도 밤중 수유를 지속하게 되면 입안에 남아 있는 당분 때문에 충치가 생기게 된다.

밤중 수유를 하지 않으려면 잠자기 전 마지막 수유 때 충분히 수유한 후 기저귀를 확인하고, 트림을 시킨 후 재우도록 한다. 자다가 깨도 불을 켜지 말고 차분한 분위기에서 '쉬~'라는 소리와 함께 토닥여 주면 된다. 만약 자다가 울면서 보채면 끓여 식혀 둔 보리차를 조금 주면 되는데, 이때 아기는 밤에 먹는 것은 맛이 없다는 사실을 알게 되므로 자연스럽게 밤중에 젖이나 분유를 찾지 않게 된다.

자기 점검을 할 수 있는 체크 포인트를 작성한 후, 코멘트를 통해
잘못 알고 있었던 부분 또는 혼동되었던 부분을 다시 한 번 바로잡아보자.

출산 직후 모유 수유 관리에 대한 점검

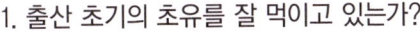

1. 출산 초기의 초유를 잘 먹이고 있는가?

- 출산 후 약 열흘간 나오는 초유를 철저히 먹이고 있는가?
- 출산 직후 모유가 누런 색깔을 띠고 있으며 진한가?

기억하기

초유는 연약한 아기를 지켜주는 풍부한 면역 성분을 포함하고 있다.

- 초유는 세균 침투를 방어해 주고 질병 유발인자도 파괴해 준다.
- 초유는 누런 색깔을 띠며 원활한 배변을 도와준다.
- 초유는 탈수를 방지해 주며 태변을 원활하게 배출시키는 역할을 한다.
- 초유는 단백질이나 무기질은 물론 비타민A 등을 많이 함유하고 있다.

2. 전유와 후유를 골고루 먹이고 있는가?
    - 한쪽 젖을 조금만 먹이다 다른 쪽 젖으로 옮기는 것이 아니라, 한쪽 젖을 충분히 먹인 후 반대쪽 젖을 먹이고 있는가?
    - 아기의 변이 녹색이거나 묽지 않고 황금빛인가?

기억하기

전유와 후유는 잘 배분해서 골고루 먹여야 한다.
- 묽고 양이 많은 전유는 유당, 비타민, 무기질이 많고 갈증을 해소해 줄 수 있다.
- 전유보다 진한 후유는 지방과 열량이 높다.
- 전유만 먹이면 녹색 변이나 묽은 변을 자주 보게 되고 체중도 잘 늘지 않는다.
- 후유까지 잘 먹은 아기는 잠을 잘 자고 변도 황금색이다.

3. 물젖 때문에 아기가 설사를 하면 어떻게 하는가?
    - 전유와 후유를 충분히 먹이기 위해 가슴 마사지 후 수유하는가?
    - 아기가 설사를 할 때 전유를 어느 정도 뺀 후에 수유하는가?

기억하기

전유가 많아 설사를 계속한다면 전유를 조금 짜내거나 마사지를 해주어야 한다.
- 유축기를 활용하여 짜보면 수분이 많이 함유된 전유가 나오는 것을 확인 수 있다.
- 마사지를 할 때는 우선 손바닥으로 젖을 살짝 누르고 다른 쪽 손을 그 위에 포갠 후 원을 그려가며 문질러준다.
- 마사지를 하면 전유와 후유가 섞여서 한번에 둘 다 먹을 수 있다.

4. 출산 직후 수유 시 주의해야 할 것은 무엇인가?
   - 수유 전에 반드시 손을 씻는가?
   - 수유 후에는 트림을 잘 시키는가?

기억하기

출산 초기 모유 수유는 첫째 날은 2~3회, 둘째 날은 3~4회, 셋째 날은 4~5회, 넷째 날은 5~6회 먹인다.
- 대략 10~20분 정도 물리다가 젖꼭지가 단련되어 가는 5일 이후부터 아기가 원할 때마다 수유한다.
- 수유 후에는 특히 분유 역류를 막기 위해 5분 정도 상체를 높여준 후 트림을 시켜야 한다.
- 밤중 수유는 젖니가 나기 전까지만 한다.

Tip
쉬는 시간
읽을거리

모유 수유 자세

❶ 요람식 자세

엄마 무릎 위에 커다란 베개나 쿠션 또는 담요를 두고 그 위에 아기를 눕힌다. 수유하려는 젖의 팔꿈치 안쪽으로 아기 머리를 받치고, 손바닥으로는 엉덩이를 받친다. 반대쪽 손으로는 유방을 받쳐 아기가 젖을 물기 좋게 하고, 잘 물면 유방을 받쳤던 손으로 아기를 안아준다.

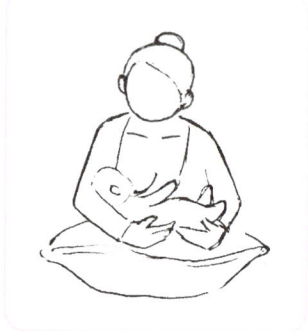

❷ 교차 요람식 자세

요람식 자세에서 엄마 손의 위치만 바꾼 자세다. 베개나 쿠션 또는 담요 위에 아기를 눕힌 후, 수유하려는 유방의 반대쪽 손으로 아기의 목과 머리를 받친다. 이때 아기의 등을 똑바로 펴주고,

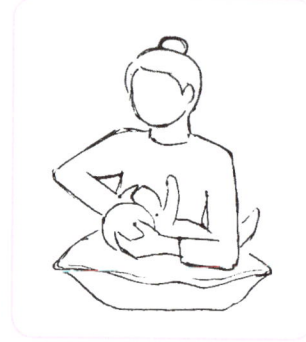

먹이려는 유방 쪽의 손으로 아기가 물기 좋도록 유방을 받치고 젖을 물린 다. 아기가 젖을 잘 물었다면 손을 뺀다.

❸ 풋볼 자세

미식 축구공을 옆구리에 끼듯이 아기를 엄마 팔 아래 옆구리에 끼고 베개나 쿠션 또는 담요 위에 아기를 눕힌 후, 수유하려는 유방의 팔로 아기 등과 목, 머리를 받친다. 반대편 손으로 유방을 받쳐 아기가 젖을 물기 좋게 한 후, 아기가 젖을 잘 물면 유방을 받친 손을 뺀다.

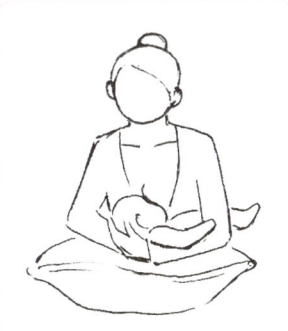

❹ 세워 앉힌 자세

엄마의 허벅지에 아기의 다리를 벌려서 앉힌 후, 한손으로 아기의 목과 머리를 받치고 아기 등은 펴지도록 한다. 다른 손으로 유방을 받쳐 아기가 젖을 잘 물게 한 후, 젖을 잘 물었다면 유방을 받쳤던 손을 내려서 아기의 엉덩이와 등을 받쳐준다.

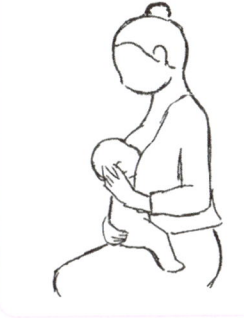

⑤ 옆으로 눕기 자세

엄마의 어깨가 처지지 않게 어깨높이의 베개를 베고 무릎 사이에 베개나 담요 등을 끼워 넣어 골반이 돌아가지 않게 한다. 이때 제왕절개를 한 엄마라면 아기가 수술 부위를 발로 차지 않도록 작은 베개나 수건을 아기와 복부 사이에 둔다. 엄마가 옆으로 누운 상태에서 아기가 엄마 쪽을 향하게 옆으로 눕힌 후 베개나 담요 등으로 아기 등을 받쳐주고 젖을 잘 물려서 수유한다.

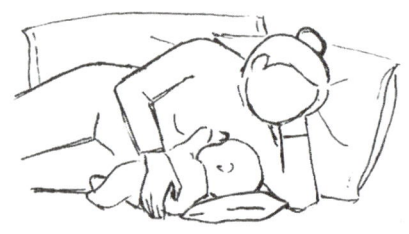

2교시
모유 수유 시의 식생활

수·업·목·표
1. 모유 수유 시 가장 가까이해야 할 음식들에 대해 알아보자.
2. 모유 수유 시 가장 멀리해야 할 음식들에 대해 알아보자.
3. 모유 수유 시 식생활과 관련하여 오해하고 있는 부분을 짚어 보자.

2001년, 프랑스 소재 유럽 미각 과학 센터 European Center for Science 는 엄마가 섭취한 음식에 아기가 반응한다는 사실을 최초로 입증했다. 그만큼 모유 수유를 하는 엄마의 영양은 중요하다. 어쩌면 임신 기간만큼이나, 아니 그보다 더 철저하게 식단 관리를 해야 할지도 모른다. 물론 임신 기간에 이어서 모유 수유 기간까지 음식 조절을 해야 한다는 것이 엄마에게는 큰 부담과 스트레스로 다가올 수 있다. 아무리 아기를 사랑한다지만 아기를 위해 오랜 기간 기본적인 욕구식욕조차 차단해야 한다는 것이 결코 쉬운 일은 아니기 때문이다. 그럼에도 이 시기를 잘 감내해야 한다.

특히 이러한 수고는 비단 아기만을 위한 것이 아니다. 엄마를 위한 일이기도 하다. 그러므로 엄마 자신을 위한 투자라고 생각하고 즐거운 마음으로 조금만 더 참자. 이때 반드시 기억해야 할 것은 엄마의 정신적 행복이 좋은 모유를 만드는 데 가장 중요한 요소라는 사실이다.

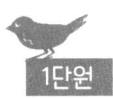 **1단원** 모유 수유 시 이것만은 꼭 먹어라

1 ∘ 기름기를 피하고 담백한 음식을 가까이하기

모유 수유 중에는 지방이 적은 고기, 두부, 콩, 생선류, 조개류, 해초류, 달걀, 채소 등을 골고루 먹는 것이 좋다. 특히 담백한 국, 나물류, 콩류와 기름기 적은 생선으로 구성된 식단을 기본으로 삼는 것이 바람직하다.

단백질 섭취와 관련하여 살펴보면, 고기와 생선 등 동물 단백질 외에도 콩, 두부 등 식물 단백질을 골고루 섭취해야 한다. 콩에는 단백질 외에도 비타민을 비롯한 다양한 영양소가 함유되어 있기 때문이다. 고기를 섭취할 경우에는 지방이 적은 붉은 살코기나 닭가슴살을 먹는 것이 좋다. 생선도 지방이 적은 흰살생선이 좋은데 대표적으로 도미, 광어, 삼치, 대구, 가자미, 숭어, 갈치, 농어 등의 생선과 조개류, 새우, 오징어, 문어 등이 있다. 또한 뇌 활성화에 좋은 지방산을 포함하고 있는 고등어와 꽁치, 정어리와 같은 등푸른생선도 DHA와 오메가 3, EPA를 함유하고 있어 빈혈 예방과 혈액 순환에 좋고 기혈 회복에 도움을 준다. 한편 지방이 많은 음식을 먹으면 유선이 막혀 유방 울혈이 생길 가능성이 커지므로 주의한다.

2 ∘∘ 면역력을 기를 수 있는 음식을 가까이하기

출산 직후, 엄마의 면역력은 급격히 떨어지기 때문에 단백질이나 탄수화물, 지방을 골고루 섭취하는 것이 중요하다.

또한 충분한 비타민 섭취가 필요하다. 비타민은 몸의 활기를 돋워주고 대사를 활발하게 해주어 면역력을 높여 주는 역할을 하므로 출산 후에는 특히 비타민 섭취를 위해서 과일을 자주 먹는 것이 좋다. 참고로 비타민 D는 음식만으로는 보충이 어렵기 때문에 햇볕을 하루 20분 이상 쬐는 것이 좋다. 출산 직후는 외출을 할 수 없으므로 집안에 햇볕이 잘 드는 창가에서 햇볕을 쬐면 된다.

이 시기에 무엇보다 중요한 것은 적당한 양으로 아침, 점심, 저녁 세 끼를 거르지 않고 챙겨 먹어야 한다는 사실이다. 기본적으로 밥은 수분이 많고 다른 탄수화물보다 소화도 잘되며 인슐린 분비를 억제해 피하지방으로 쉽게 쌓이지 않아 엄마에게 좋다. 그러므로 면역력을 위해서는 꾸준한 식사를 기본으로 삼아야 한다. 참고로 밥은 잡곡밥을 먹는 것이 좋으며, 음식을 조리할 때는 식용유와 설탕, 소금은 적게 넣고 첨가물과 가공식품은 피해야 한다.

3 ·· 빈혈을 예방하기

임신 때처럼 출산 이후에도 빈혈이 생길 수 있다. 그러므로 철분 보충에 남다른 신경을 써야 한다. 물론 좋은 철분제가 시중에 다양하게 나와 있으나 먼저 음식으로 철분 보충을 할 수 있어야 한다. 철분 보충에 좋은 음식에는 살코기, 간, 콩, 팥, 달걀노른자, 어패류와 해조류, 녹황색 채소, 완두콩, 과일 등이 있다. 특히 채소와 과일, 해조류를 먹으면 변비가 예방되고, 신선한 천연 비타민 C는 철분의 흡수를 돕는다. 그리고 굴을 비롯한 해조류에도 철분과 칼슘, 단백질이 풍부하기 때문에 빈혈을 예방해 준다.

4 ·· 관절 건강 지키기

출산 후 3개월가량이 지나면 산후풍 조짐이 나타나기 쉽다. 이것은 관절을 더욱 조심해야 한다는 뜻이기도 하다. 그만큼 칼슘 보충 역시 철분 보충만큼이나 신경을 써야 한다. 특히 칼슘은 아기의 치아와 뼈를 만드는 데 중요한 미네랄을 함유하고 있다. 그리고 모유 수유 중 엄마의 칼슘 섭취량이 부족하면 엄마의 뼈에서 칼슘이 빠져나오기 때문에 나중에 골다공증이 생길 수 있다.

칼슘이 많이 들어 있는 대표 식품은 우유 등 유제품이 있으며, 이외에 칼슘 보충 음식으로는 콩, 곡물, 생선류, 채소류, 해조류, 고구마 등이 있다. 특별히 우유와 바나나, 아몬드를 갈아서 간식으로 먹으면 뼈 건강에 아주 좋다. 그러나 수유하는 엄마가 우유를 지나치게 많이 마실 경우 아기가 복통을 일으키거나 알레르기를 비롯한 부작용이 생길 수 있기 때문에 유제품은 체질에 따른 주의가 필요하다. 또한 칼슘을 섭취할 때 인이 포함된 간편식이나 단백질, 설탕을 많이 먹으면 칼슘의 흡수를 방해할 수 있으므로 더욱 주의해야 한다.

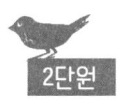 **2단원** **모유 수유 시 이것만큼은 꼭 피해라**

1 ∘∘ 모유 수유 시에 더욱 금해야 할 카페인과 알코올

 엄마이자 모유 수유부로서 식단 관리를 하는 것은 손해가 아니다. 오히려 본래 우리가 지켰어야 할 식생활 건강을 되찾는 일이기도 하다. 그러므로 일반적으로 우리 몸에 좋다고 알고 있는 음식들을 최대한 자주 섭취하고, 반대로 몸에 안 좋다고 알고 있는 음식은 피하면 된다.

 몸에 안 좋다고 알려져 있는 가장 대표적인 음식들은 술, 담배, 카페인커피, 녹차, 홍차, 초콜릿, 코코아이나 간편식품인스턴트 식품이다. 그 외에도 달고 짜고 차가운 자극적인 음식은 피하는 것이 좋다. 또한 약을 먹을 때도 의사나 약사의 처방을 잘 따르고 함부로 먹지 않도록 각별히 주의해야 한다.

 무엇보다 모유 수유 중 술은 마시지 않는 것이 좋지만 마셨을 경우 최

소한 2시간 지난 뒤에 수유를 해야 한다. 만약 많이 마셨을 경우 마신 양에 따라 더 오랜 시간 수유를 하지 말아야 한다. 음주 후 수유를 반복하면 아기 뇌에 손상이 오기 때문이다.

흡연은 절대적으로 금해야 하는데 아기 옆에서 담배를 피우면 아기도 담배를 피우는 것과 같으며, 아기가 없는 곳에서 피워도 담배의 니코틴이나 타르가 모유를 통해 나올 수 있다.

2 ∞ 아기에게 알레르기나 부작용을 일으키는 음식

엄마가 먹은 음식이 모유에 영향을 미쳐 아기에게 알레르기를 일으킬 수 있다. 또한 엄마가 먹은 음식 때문에 모유의 색깔이나 향이 변하는 경우가 있는데, 정상적인 초유는 약간 노란색이 돌고 그 뒤에 나오는 모유는 푸른기가 도는 흰색이다. 그러나 엄마가 식용색소가 들어간 음식을 먹을 경우 모유의 색깔뿐만 아니라 아기의 소변 색깔도 변할 수 있다.

참고로 엄마가 수유 중 편식을 하면 엄마와 아기에게 여러 부작용이 생길 수 있다. 먼저, 아기는 얼굴을 비롯한 피부에 윤기가 없어지고, 배가 불러 있고 먹은 젖을 토하는 증상이 나타나며, 트림과 방귀가 자주 나온다. 또한 눈곱이 많이 생기며 습진이 생길 수 있을 뿐만 아니라 변비에 자주 걸리거나 설사를 하고 대변 냄새가 고약하다. 그로 인해 엉덩이가 짓무르거나 염증이 생길 수 있다.

엄마에게 나타나는 부작용으로는 유방에 멍울이 만져지거나 부풀어 아프고 유선염 증상이 나타날 수 있으며, 두통과 변비가 생길 수 있다.

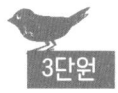
3단원 모유와 음식에 대한 오해와 진실

1 ◦◦ 과하지 않게 먹고 분별해서 먹어라

미역국이 엄마에게 중요한 음식이지만, 그렇다고 해서 너무 많이 먹으면 문제가 생긴다. 과다한 요오드 섭취로 갑상샘 문제가 일어날 수 있기 때문에 주 2~3회가 적당하다.

생선도 몸에 좋지만 어느 정도 분별해서 먹어야 한다. 메기나 쏘가리, 가물치, 옥돔, 참치 등은 수은 함량이 높은 편으로 주 1회 이상 먹지 않도록 권장하고 있다. 만약 어패류 위주의 식단을 먹는다면 명태, 조기, 가자미, 홍합, 꼬막, 소라 등 수은 함량이 적은 것을 위주로 섭취해야 한다. 특히 생선의 머리와 꼬리, 내장까지 먹으면 수은을 더 섭취할 수 있으므로 생선을 먹을 땐 몸통만 먹도록 한다.

2 ◦◦ 모유가 잘 나오는 음식은 따로 없다

돼지 족은 단백질과 지방, 비타민 등 영양소가 골고루 들어 있고 모유 양을 늘려주며 뼈와 살을 튼튼하게 하므로 모유 수유 기간에 먹으면 좋다고 알려져 있다. 물론 식사를 거를 때가 많던 예전에는 모유 양을 늘리는 음식이 도움이 되었지만, 고지방과 고칼로리 식사가 일반화된 요즘은 굳이 이런 음식을 권장할 필요가 없다. 오히려 방해만 될 뿐이다. 돼지 족, 가물치, 고깃국 등은 쌀에 비해 3배나 많은 지방을 함유하고 있기 때문이다. 출산 후 젖이 원활히 나오지 않을 때 이렇게 기름진 고칼로리, 고단백 음식을 섭취하면 기름지고 탁한 젖이 유선을 막아 젖몸살이나 유선염을 일으킬 수 있다.

3 ∘∘ 수분에 대한 오해를 풀어라

모유 양은 섭취한 음식뿐만 아니라 유선의 발달이나 호르몬의 영향을 받으므로 오히려 충분히 쉬고 숙면을 취하는 것이 더 중요하다. 가끔 산후 부기가 잘 빠지지 않아 물 마시는 것을 꺼리는 엄마도 있는데, 변비와 탈수 증상이 생겨 몸이 피곤하고 지칠 수 있으므로 수분 섭취에 신경 써야 한다. 하루에 필요한 수분 섭취량은 물 8컵 정도로 생각하면 된다.

자기 점검을 할 수 있는 체크 포인트를 작성한 후, 코멘트를 통해
잘못 알고 있었던 부분 또는 혼동되었던 부분을 다시 한 번 바로잡아보자.

모유 수유 시의 식생활 점검 & 개선

1. 식습관, 이대로 괜찮은가?

- 주로 섭취하는 고기류는 무엇인가?
- 주로 섭취하는 생선류는 무엇인가?
- 주로 섭취하는 채소 및 조리방법은 무엇인가?

기억하기

기름기나 지방이 적은 음식을 위주로 먹는다.

- 닭고기의 경우에는 닭다리살보다는 닭가슴살이 좋다.
- 지방이 적은 어패류: 도미, 광어, 삼치, 대구, 가자미, 숭어, 갈치, 농어 등 흰살생선과 조개, 새우, 오징어, 문어.
- 뇌 활성화에 좋은 지방산이 풍부한 생선: 고등어, 꽁치, 정어리 등의 등푸른생선.
- 수은 함량이 적은 어패류: 명태, 조기, 홍합, 꼬막, 소라.

* 수은 함량이 높은 어패류: 참치, 가물치, 쏘가리, 메기, 옥돔 등 주 1회 이상은 먹지 않는다.
* 채소: 전반적으로 유익하며, 자극적이지 않은 맵고, 짜고, 단 담백한 방식으로 조리를 해야 한다.

2. 출산 후 미역국을 얼마나 먹고 있는가?
   - 섭취 횟수: (   )일에 (   )번
   - 미역국에는 주로 어떤 것을 넣어서 끓여 먹는가?

:::기억하기:::

* 미역국은 노폐물의 배출을 도와주고 부종을 없애주지만, 너무 많이 먹으면 오히려 갑상샘 질환을 유발할 수 있다.
* 주 2~3회가 가장 적당하다.
* 조리법: 소고기를 넣고 끓이는 방법 외에도 조개나 흰살생선 등을 넣고 끓여서 먹자.

3. 음주와 흡연에 관하여
   - 흡연을 피하는 것은 물론 흡연자 옆에도 있지 않도록 주의하고 있는가?
   - 조금의 음주도 허용하지 않고 있는가?

기억하기

- 엄마 자신의 흡연을 피하는 것은 물론, 흡연자 주위에 있지 않도록 각별히 주의해야 한다.
- 술을 조금이라도 마셨을 때는 2시간 이후에 수유해야 한다. 단, 많이 마셨을 경우에는 그만큼 더 오랫동안 수유를 하면 안 된다. 아기의 뇌 손상을 초래할 수 있다.

4. 모유, 이렇게 하면 잘 나오려나?

- 모유를 위해 특별히 섭취하는 음식에는 어떤 것이 있는가?
- 모유를 위해 특별히 섭취하는 음료에는 어떤 것이 있는가?

기억하기

- 족발, 가물치, 사골국 등을 잘 먹어야 모유가 잘 나오는 것은 아니다. 이는 과거에 영양 보충 자체가 부족했던 때에 제시되었던 이야기이다.
- 족발과 같이 지방이 많은 음식은 오히려 유선염을 유발할 수 있다.
- 두유 섭취 또한 모유와는 상관이 없다.
- 모유는 호르몬에 의해 나오는 것이므로 마음이 편안하고 수면을 잘 취하며 물을 충분히 마셔야 한다.

Tip
쉬는 시간
읽을거리

모유 수유와 다이어트에 관하여

　엄마 젖 100cc를 생산하는 데 소모되는 열량은 75kcal다. 아기에게 하루 필요한 젖은 최고 750cc이므로 모유 수유를 하는 것만으로도 하루 500kcal 이상을 소비할 수 있다. 따라서 출산 후 3~6개월간 모유 수유를 하는 것은 손쉽고 효과적인 산후 다이어트라고 볼 수 있다.

　참고로 출산 후 백일 안에 부종을 빼야 원래 몸매로 되돌아갈 수 있다고 하는데, 출산 후 6개월 정도로 그 기간을 넉넉하게 잡아 모유 수유와 다이어트를 병행하는 것이 현명하다.

　한편 모유 수유 기간에는 자주 배가 고프다고 느껴 과식할 수 있는데, 수유 후 공복감 때문에 폭식할 경우 다이어트에 도움이 되지 않을 뿐만 아니라 오히려 살이 더 찔 수 있다. 또한, 영양의 균형이 깨져 건강 상태가 나빠질 수 있기 때문에 식사량을 늘리기보다 양질의 단백질이 포함된 균형 잡힌 식생활을 하고, 수분 섭취를 충분히 하는 것이 중요하다.

3교시
모유 수유 시 주의해야 할 사항들

수·업·목·표
1. 모유 수유를 방해하는 질환에 대해 살펴보자.
2. 모유 수유와 관련하여 추가적으로 알아야 할 것들을 살펴보자.
3. 건강하게 단유하는 방법에 대해 살펴보자.

모유는 엄마가 아기에게 줄 수 있는 최고의 선물이다. 하지만 그 최고의 선물을 주기 위해 엄마는 출산의 고통을 채 잊기도 전에 또 다른 희생의 기간을 보내야 한다. 임신 기간 때처럼 음식, 음료에 대한 절제는 물론 아기를 위해 많은 것을 참아내야 한다. 그 모든 것이 결국은 엄마의 건강에도 도움을 주는 것이라지만, 그럼에도 희생은 희생이다. 그뿐만 아니라 밤중 수유며 수유로 인해 처리해야 할 번거로운 과정들을 수개월 동안 이어가야 한다.

그런데 모유 수유가 엄마에게 주는 가장 큰 아픔은 따로 있다. 바로 수유로 인한 질환이다. 대표적인 것이 젖몸살과 유선염인데, 이 두 가지 증상을 비롯하여 수유로 인해 나타날 수 있는 여러 질환은 단순하게 넘길 수 있는 것이 아니다. 잠깐 아프다가 마는 것이 아니라 어마어마한 고통을 수반하기 때문이다. 그야말로 겪어보지 않고서는 설명할 수 없는 고통이다. 그런 까닭에 모유 수유로 인해 엄마가 겪게 되는 가장 큰 고난은 그 어떤 것도 아닌 수유 관련 질환이라고 할 수 있다. 특히 나중에 단유를 하게 되면 그에 따른 부작용으로 비슷한 고통이 또다시 찾아올 수 있다.

하지만 미리 알고 대처하면 충분히 고통을 줄여나갈 수 있다. 아니, 예방할 수도 있다. 이제 엄마들이 아픔을 조금이라도 덜어 낼 방법을 하나씩 배워나가도록 하자. 그리고 그밖에도 모유 수유 시에 나타날 수 있는 다양한 사태에 대비할 방법을 익혀보도록 하자.

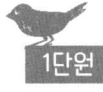
1단원 　모유 수유를 방해하는 것들에는 무엇이 있는가?

1 ∘ 젖몸살에 관하여

　모유 수유와 관련하여 몇 가지 질환이 나타날 수 있다. 이것은 모유 수유로 인한 질환이기도 하지만 동시에 모유 수유를 방해하는 요인이 되기도 한다.

　가장 대표적인 것이 젖몸살이다. 젖몸살은 유관이 막혀 모유가 제대로 나오지 못하고 안에서 뭉치면서 주변 신경은 물론 림프샘을 눌러 생기는 통증이다. 이때는 가슴이 커지는 것은 물론 체온이 올라가면서 막대한 고통을 안겨 준다.

젖몸살의 고통을 덜어 주려면 찜질과 마사지를 해주어야 한다. 특히 가슴에 열이 심해 손대기가 힘들 정도로 젖몸살이 심할 때는 냉찜질을 하여 통증을 줄여 주어야 한다. 냉찜질은 냉동 팩이나 양배추 팩양배추를 한 장씩 비닐 팩에 넣어 미리 냉동해서 사용을 활용해서 가슴 전체를 차갑게 해주면 된다. 냉동실에 미리 얼려 놓은 냉동 팩이나 양배추 팩이 차가워졌을 때 브래지어 속에 넣어 주면 된다. 이때, 가슴 열에 의해 팩이 금방 식으므로 자주 바꿔 가며 가슴이 차갑게 유지될 수 있게 해야 한다.

반면에 젖몸살이 약할 때는 온찜질을 통해 유관을 열어 주어야 한다. 대표적인 방법으로는 따뜻하게 데운 스팀타월로 가슴을 감싼 후에 마사지를 해주면 된다. 그냥 주무르는 것이 아니라, 네 손가락의 끝부분을 유두 주변에 대고 원을 작게 그려가면서 마사지해 주면 된다. 또한 젖몸살이 심할 경우에는 사실상 마사지도 버거울 수 있다. 이때 근본적으로 고통을 경감시키기 위해 젖을 짜내야 한다. 특히 손으로 짜기보다는 유축기를 활용하는 것이 더 효과적인데, 최근에는 자동 유축기가 있어 더 쉽게 짜낼 수 있다. 무엇보다 자동 유축기는 엄마가 통증을 덜 느끼게 해준다.

2 ∘∘ 유선염에 관하여

　젖몸살과 유선염은 약간 비슷해 보이지만 엄연히 다르다. 우선 젖몸살이 출산 직후에 나타나는 것이라면 유선염은 수유를 시작한 지 한 달 이후에 나타나는 것이다. 통증 부위도 다른데 젖몸살이 전체 유방에 나타나는 것이라면 유선염은 일부 유방에만 나타난다. 몸살이나 고열도 젖몸살은 약한 편인데 물론 경우에 따라서는 심할 수도 있다 유선염은 통증 정도가 더욱 심하게 나타나며, 젖몸살이 모유 분비에 따른 문제라면 유선염은 세균에 따른 것이라 할 수 있다. 따라서 유선염은 항생제를 쓰게 된다.

　유선염은 최대한 예방하도록 노력해야 하는데, 대표적으로 세 가지를 잘 지켜야 한다. 수유 전후에 유두를 청결하게 해야 하고, 수유 시간은 되도록 15분을 넘기지 않도록 한다. 또한 유두에 상처가 생기면 병원에서 처방을 받아 상처 연고를 바르고 그 위에 비닐종이를 덮어준 뒤 브래지어를 착용하는 것이 상처 치료에 효과적이다 여러 엄마의 경험에 의한 의견.

3 ∘∘ 이스트 감염에 관하여

　이스트 감염은 엄마 유방이 곰팡이 균에 감염된 것으로 겉보기에는 별다른 이상이 없는 경우가 많지만 실제로는 매우 아픈 것이 특징이다. 특히 젖 먹인 직후 통증이 심하며 처음에는 하얗게 되지만 시간이 지나면서 붉은색이나 자주색으로 변하게 된다. 무엇보다 수유 후 몇 분에서 몇 시간씩 유두를 바늘로 찌르듯 한 통증이 온다. 이런 증상이 나타나는 이유는 엄마 손이 깨끗하지 않았거나, 젖을 잘못 물렸거나, 유축기 사용이 잘못되었거나, 아기의 아구창을 치료하지 않고 내버려 뒀기 때문이다.

이스트 감염의 치료를 위해서는 기본적으로 항균제 연고를 발라주어야 하며 이 연고는 수유 후 유방을 물로 헹구어 깨끗이 씻고 잘 말린 뒤 하루 3~4회 발라주어야 한다. 그리고 수유 전에는 반드시 연고를 닦아낸 후 전유를 몇 방울 짜내고 나서 수유를 해야 한다.

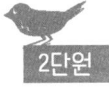

2단원 모유 수유에 대해 추가로 알아야 할 것은 무엇인가?

1 ∘∘ 모유가 너무 많이 나올 때 대처 방법

모유 양이 점점 늘어나 사출(모유가 뿜어져 나옴)되는 경우 넘치는 모유를 아기가 다 삼킬 수가 없어 사레가 걸리는 등 고생을 하게 된다. 이때 어떤 아기는 모유 수유를 스스로 중단하기도 한다. 넘치면 부족한 것보다 못하다는 말처럼 어떤 아기는 모유 냄새조차도 싫어하게 되고 젖병에 유축한 모유를 주어도 거부하기 시작한다.

그러므로 사출 시 모유 수유를 지속적으로 하려면 아기가 스스로 모유를 중지하기 전에 해결 방법을 찾아야 한다. 먼저 모유를 손으로 조금 짜낸 다음에 먹이거나 유축한 모유를 젖병에 담아 먹인다. 또는 엄마가 몸을 조금 뒤로 젖히거나 앞으로 숙이는 자세는 모유가 더 나오게 되므로 아예 눕거나, 누운 듯한 자세를 취한 후 아기를 엄마 위에 올려 젖을 빨게 하는 방법도 있다. 이 경우 앉아서 수유할 때보다 모유가 천천히 나와 아기가 먹기 편하다.

한편 모유 양 자체를 줄이고자 한다면 차가운 팩을 브래지어 속에 넣어 수시로 바꾸어 주고, 건삼건조한 인삼 달인 물이나 엿기름물을 생수 대신에 마시고 수분 섭취량도 평소의 70~80%로 줄이도록 한다.

2 ◦ 설소대 단축증이나 입술 구개열이 있는 아기의 모유 수유

아기의 혀가 입술보다 길게 나오면 모유를 잘 빨 수 있지만 혀가 붙어 있는 아랫부분의 설소대가 혀끝까지 붙어 있거나 설소대가 짧으면 아기의 혀가 엄마의 유두를 잡을 수 없게 되어 젖을 잘 빨지 못하게 된다. 다행히 설소대 단축증은 대부분 성장하면서 좋아지기 때문에 수유시 자세를 바로잡고 반복된 연습을 하다 보면 모유 수유가 가능해진다. 하지만 시간이 지나도 모유 수유가 힘들면 전문의와 상담하는 것이 좋다.

한편 입술 구개열 증상이 있는 아기의 대부분은 최근 의술의 발달로 치료가 잘 되는 편이다. 그러나 수술 전 모유 수유 시 주의할 점들이 있는데 기본적으로 구개열 부분을 유방으로 막고 아기가 유두와 유륜을 가능한 깊게 물수 있도록 도와주어야 한다. 이때 숨이 막히거나 코로 모유가 새어 나올 수도 있는 데 이럴 경우 아기를 세워 앉는 자세로 모유 수유하는 것이 좋다.

3 ∞ 엄마 젖보다 젖병을 더 좋아하게 되어 엄마 젖을 거부하는 경우
　　대처 방법

　혼합 수유를 하게 되면 아기가 엄마 젖보다 젖병을 더 선호하게 되는 경우가 있다. 모유 수유는 출산 후 3~4일이 되면 가슴이 딱딱해져서 아기가 젖꼭지를 물기가 힘들고, 노력에 비해서 나오는 양이 적은데 젖병 수유는 적은 노력으로 많은 양을 먹을 수 있기 때문에 본능적으로 젖병을 더 좋아하게 된다.

　이때 모유를 더 잘 먹이기 위해 엄마 젖꼭지를 선호하게 하려면 반대 방법을 사용하면 된다. 즉 '상대적으로' 쉬워 보이는 젖병을 더 선호했던 것처럼 모유를 빠는 것이 분유를 먹는 것보다 더 쉽도록 느끼게 하면 된다. 이를 위해 분유를 젖병 대신 티스푼을 활용해 먹여 보자. 티스푼으로 먹는 것이 엄마 젖을 빠는 것보다 더 힘들다는 것을 아기가 느끼게 되면 상대적으로 엄마 젖을 더 찾게 된다. 티스푼 사용 시 모유 수유 외에는 젖병 사용을 중지해야 한다. 그래야만 빨리 엄마 젖을 물게 된다. 또한 모유 수유 직전에 젖꼭지를 따뜻한 물수건으로 잠깐씩 마사지하듯 눌러준 후 부드러워진 상태에서 젖을 물려주면 아기가 더욱 쉽게 빨 수

있어 모유를 선호하게 된다.

직접 수유와 젖병 모두 잘 물게 하고 싶다면 1~3일간 잘 하는 것을 멈추고 어려워하는 쪽만 반복하면 둘 다 잘 하게 된다.

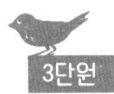 **3단원** 단유는 어떻게 해야 할까?

1 ◦ 단유를 위한 준비 과정 및 시행 방법

단유의 시기는 사람마다 다른데 대부분은 첫 돌 정도가 되었을 때 시행한다. 물론 더 길거나 짧게 모유를 먹이는 엄마들도 많다. 단유 시기가 정해진 것은 아니기 때문에 유연성 있게 계획하면 된다. 미국 소아과 의학회에서는 모든 포유류 동물은 이빨이 날 때까지는 수유해야 한다고 했다. 사람은 최소한 6개월이 지나야 젖니가 나기 시작하므로 그때까지는 꼭 수유하기를 권장한다. 이후 아기가 엄마 젖을 덜 찾기 시작한다면 그때부터는 본격적으로 단유를 계획하면 된다. 그러나 갑작스럽게 단유를 시행하여 아기에게 당혹감을 주어서는 안 된다. 단유를 계획했다면 적어도 일주일 이상의 시간적 여유를 주어야 하며, 길게는 한두 달 더 이어질 수도 있음을 알아야 한다.

단유를 위해 준비해야 할 것은 아기에게 '그동안 모유를 충분히 먹었으니 이제는 그만 먹자'는 식의 표현을 다정하게 해주는 것이다. 이때 말을 못 하는 아기가 못 알아들을 것처럼 생각될 수 있지만, 우리 생각과는 달리 아기가 충분히 이해할 수 있다는 것을 기억해야 한다.

  이를 위해 곰돌이 단유법도 도움이 된다. 곰돌이 그림을 엄마의 가슴에 그리거나 벽에 붙여놓고 앞으로는 곰돌이에게 젖을 주자고 친절하게 말하는 것이다. 가령 '그동안 우리 아기는 젖을 많이 먹었으니 이제 불쌍한 곰돌이에게 나누어 주자'고 이야기하는 것이다. 물론 아기가 처음에는 절망적으로 반응하고 떼를 쓰기도 하지만, 놀랍게도 며칠이 지나면 이해를 하면서 젖을 양보하려는 태도를 보이게 된다. 대신 이때부터는 보리차 등으로 수분을 충분히 섭취할 수 있게 해주어야 하며, 아기가 특별히 좋아하는 음식으로 관심을 돌릴 수 있도록 하자.

2 ∘∘ 단유와 가슴 관리 방법

  단유를 위해 아기를 이해시키는 것도 큰 문제이지만 그만큼 신경 써야 하는 게 엄마의 가슴 관리다. 수유를 지속적으로 하다가 갑자기 단유를 하게 되면 그때부터는 젖이 부풀게 되고 젖몸살이 생길 수 있기 때문이다.

  이때, 모유 양이 적었던 엄마는 냉동 팩 또는 양배추 팩을 브래지어 속에 넣어 가슴을 냉찜질해 주고, 모유 양이 많았던 엄마는 냉찜질과 함께 엿기름을 우려낸 음료나 건삼을 진하게 끓여 마시면서 수유 시간을 짧게 하고 수유 간격은 늘려준다.

단유표

	평소	1일	2일	3일	4일	5일	6일	7일
수유 간격	3시간	3시간	6시간	9시간	12시간	24시간	×	48시간
수유 시간	20분	10분	10분	10분	10분	10분	×	10분

　단유 이후에도 가슴이 무거워지면 젖꼭지 주위를 엄지와 검지로 잡고 모유를 조금 짜면 모유 분비가 점차 줄어들게 된다. 단, 모유가 줄어들고 있다면 가슴 유선에 지방 찌꺼기가 남지 않도록 두 번 정도는 깨끗이 짜 주는 것이 좋다. 모유 양이 줄기 시작한 지 1주일 정도 후에 1회, 3주 후 정도에 1회 가슴 마사지를 통해 체크 받는다면 도움이 될 것이다. 개인차가 있음.

　또한 오랜 경험상 약의 도움을 받는 경우도 있는데 가슴 처짐이 적으나 모유 양은 천천히 감소되는 '슈다페드 코감기약, 수유 가능'와 모유 양을 빨리 줄일 수 있으나 가슴 모양의 변형이 올 수 있고 수유가 불가한 '카버락틴'이나 '팔로델'을 처방 받아 복용할 수 있다.

　단유 후 엎드리는 자세는 젖꼭지에 자극이 되어 모유가 다시 생성될 수 있으므로 피해야 한다.

자기 점검을 할 수 있는 체크 포인트를 작성한 후, 코멘트를 통해
잘못 알고 있었던 부분 또는 혼동되었던 부분을 다시 한 번 바로잡아보자.

수유와 관련된 건강관리 & 수유 관리

1. 젖몸살 관리는 어떻게 하고 있는가?
   - 젖몸살이 심하고 체온이 올라갈 때가 있는가?
   - 젖몸살이 심할 때 어떻게 관리 하는가?
   - 젖몸살이 약할 때 어떻게 관리 하는가?

기억하기

젖몸살이 찾아오면 찜질, 마사지, 유축 등을 시행해야 한다.
- 냉찜질은 냉동 팩이나 양배추 팩을 브래지어 속에 넣으면 된다.
- 젖몸살이 약할 때는 스팀타월을 가슴에 싼 후 마사지를 해준다.
- 마사지가 버거울 땐 고통을 줄이기 위해 젖을 짜낼 필요가 있다.

2. 유선염 예방을 위해 노력하고 있는가?
   - 유선염 예방을 위해 주로 하는 방법은 무엇인가?
   - 유두에 생긴 상처 관리 방법은 무엇인가?

:::기억하기:::

유선염을 예방하려면 청결에 주의해야 하고 가능한 지방 섭취를 줄여야 한다.

- 수유 전후에 유두를 청결하게 해야 하고 수유 시간은 되도록 15분을 넘기지 않도록 한다.
- 유두에 상처가 생기면, 상처 연고를 꼭 바르고 비닐종이를 그 위에 덮어 준 뒤 브래지어를 착용한다.
- 유선염은 세균에 따른 것이므로 항생제 처방을 받도록 한다.

3. 모유가 너무 많이 나올 때는 어떻게 하는가?
    - 사출 시에도 모유 수유를 지속하고 싶다면 어떻게 하는가?
    - 사출 시 모유 자체를 줄이기 위해 어떤 노력을 하는가?

:::기억하기:::

사출 시에는 모유를 아기가 다 삼킬 수가 없어 사레 걸리는 등 고생하게 된다.

- 사출 시 아기가 스스로 모유를 중지하기 전에 유축한 모유를 젖병에 담아 먹인다.
- 엄마가 눕거나 누운 듯한 자세에서 아기를 그 위에 올려 수유 한다.
- 모유 양 자체를 줄이고자 한다면, 차가운 팩을 브래지어 속에 넣어

수시로 바꾸어 주거나 엿기름 또는 건삼 달인 물을 마신다.
- 수유 시간 역시 점점 짧게 하고 수유 간격은 점점 길게 한다.

4. 단유를 위한 준비를 하고 있는가?

- 단유 시기를 어느 정도로 생각하고 있는가?
- 어떤 방법으로 단유를 할 계획인가?

기억하기

아기가 엄마 젖을 덜 찾기 시작한다면 그때부터는 단유를 본격적으로 계획해야 한다.

- 단유를 계획했다면 적어도 일주일 이상의 시간적 여유를 두고 해야 한다.
- 아기에게 미리 '그동안 모유를 충분히 먹었으니 이제는 그만 먹자'라고 말한다.
- 모유를 점차 줄이며 남는 것이 없도록 깨끗이 짜주어야 한다.
- 단유 초기에 가슴이 뜨거워지고 부풀 때는 냉동 팩이나 양배추 팩으로 냉찜질을 해준다.

Tip
쉬는 시간
읽을거리

젖을 물릴수록 모유는 더욱 풍부해진다

간혹 젖이 부족할 것 같다며 혼합 수유를 시도하는 경우가 있다. 그러나 분유를 먹게 되면 아예 모유를 거부하는 현상이 나타날 수 있기 때문에 모유 수유를 하고자 한다면 되도록 분유는 따로 먹이지 않는 것이 좋다.

무엇보다 아기가 젖을 계속 물고 빨면 모유의 양은 자연스럽게 늘게 된다. 그러므로 모유 수유만 하면서 아기에게 계속 젖을 물리면 아기는 모유만으로도 충분히 영양을 섭취할 수 있다. 단, 아기가 배고플 때가 언제인지를 잘 확인해야 한다. 특히 아기가 급속도로 성장하는 시기가 있는데 대개 출생 후 2~3주, 6주, 3개월 정도로 이때는 아기가 더 많이 젖을 찾게 될 수 있다. 이 시기에 충분히 물리다 보면 아기가 요구하는 만큼의 젖이 더 많이 생성된다.

또한 신생아는 하루 동안 8~12회 정도 젖을 찾게 되므로, 아기가 이 정도의 횟수로 젖을 찾는지도 꼼꼼히 체크해 나가야 한다. 한편 6개월 정도가 되면 모유만으로는 영양을 채울 수 없게 된다. 이때부터는 이유식을 먹여야 하는데, 이 시기도 모유가 주식이고 이유식은 부식이다.

4교시

모유 유축과 분유 수유에 필요한 지식들

수·업·목·표

1. 모유를 유축하고 관리하는 방법에 대해 살펴보자.
2. 분유 수유에 대한 기본적인 지침들을 살펴보자.
3. 분유 수유 시 특별히 기억해야 할 주의사항들을 살펴보자.

최근 여성의 사회 진출이 보편화되면서 육아와 직장생활을 병행하는 경우가 많아졌다. 특히 출산 직후 3개월가량만 쉰 채 바로 출근을 해야 하는 경우도 흔해졌다. 그런데 아무래도 직장을 다니는 엄마에게 가장 염려가 되는 것은 모유 수유일 것이다. 아기에게 모유는 먹이고 싶은데 직장은 다녀야 하고……. 그 현실이 가장 안타깝게 다가올 것이다. 물론 유축을 잘 해놓는다고는 하지만 어떻게 조절해서 먹여야 할지 난감할 수밖에 없다. 안타깝게도 이런 과정이 힘들어서 어쩔 수 없이 일찍 단유를 한 채 분유 수유를 선택하는 엄마도 많다.

하지만 상황이 이렇다고 마냥 걱정만 해서는 안 된다. 또한 모유 수유를 쉽게 포기해서도 안 된다. 직접 수유를 하는 것과 유축을 해서 먹이는 것이 조화롭게 이루어지는 방법을 익혀나가면 된다. 따라서 여기서는 유축에 대한 지혜와 기술을 다루게 될 것이다.

그와 함께 사정상 모유 수유를 할 수 없어 혼합 수유나 분유 수유를 해야 하는 엄마들을 위한 내용도 다루게 될 것이다. 사실 모유 수유에 대해서는 많은 정보가 공유되곤 한다. 하지만 의외로 분유 수유 시 지켜야 할 지침에 대해서는 자세하게 다루는 경우가 많지 않다. 따라서 이번 시간에는 분유 수유와 관련하여 반드시 지켜야 할 핵심 사항을 함께 정리해 보도록 하겠다.

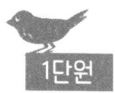

1단원 모유를 잘 유축하고 관리하려면 어떻게 해야 할까?

1 ◦◦ 유축기 사용법

유축기 사용법은 다음과 같다. 우선 유두를 유축기 구멍 한가운데 두고 유축을 시작하면 되는데, '세기' 정도는 처음엔 마사지 기능으로 했다가 약에서 강으로 이어지게 한다. 처음부터 '강'으로 하는 것은 무리가 갈 수 있기 때문이다. 한편 유축기 중에는 한쪽씩만 유축할 수 있게 된 것이 많지만 양쪽을 한꺼번에 할 수 있게 된 것도 있다. 만약 한쪽씩 할 경우에는 다른 쪽의 젖꼭지에 깨끗한 수건을 얹어서 겉으로 흐르지 않게 막은 채 유축하도록 한다.

산후조리원에서는 양쪽 유축기인데도 주로 다른 쪽은 고무로 막아두고 한쪽씩만 할 수 있게 하는 경우가 많다. 양쪽을 한꺼번에 할 경우에는 더 빨리 짤 수 있을 것 같지만 압력이 약해져 한쪽씩 짰을 때보다 전체적인 속도도 느리고 유축양도 적을 수 있다. 그러나 필요하면 양쪽으로 사용해도 된다. 양쪽을 동시에 하든, 한쪽씩 하든 개인의 상황에 맞게 사용하면 된다.

2 ∘∘ 유축한 모유 보관법

유축한 모유를 냉장 보관할 경우에는 젖병에 담아 보관하는데, 5℃의 냉장실에 72시간 보관할 수 있다. 냉장 보관한 모유는 지방 성분이 노랗게 뜨는데 38℃ 이상 중탕하면 융해되므로 수유 시 융해된 모유를 흔들어 먹이면 된다. 간혹 냉장 보관한 모유와 갓 짠 모유를 합칠 때가 있는데, 이때는 두 모유의 온도가 같아야 모유 질 손실이 적기 때문에 갓 짜낸 모유를 1시간 정도 냉장 보관한 뒤 기존의 냉장 보관된 모유와 합치는 것이 좋다.

반면에 보다 오랜 기간 보관하기 위해 모유를 냉동할 경우에는 모유 전용 팩에 담아 냉동하도록 한다. 그리고 먹이기 하루 전날 냉동된 모유를 냉장실로 옮겨 서서히 녹게 한 후 60℃의 물에 중탕하고 38℃ 정도가 되면 수유한다.

차가워진 모유를 따뜻하게 할 때 전자레인지를 이용하는 것은 좋지 않다. 전자레인지를 사용하면 고온으로 환경 호르몬이 배출될 뿐 아니라 모유의 비타민이 파괴되므로 피하고 중탕시켜야 한다.

3 ∞ 직장에 다니면서 모유를 먹일 때 주의사항

직장을 다니던 엄마가 출산 후 몇 개월 만에 복직하게 되면 집에 있는 엄마들보다 모유 수유에 어려움을 겪을 수밖에 없다. 그래서 하는 수 없이 단유를 결정하게 된다. 하지만 유축을 통해서라도 모유를 지속적으로 먹이고 싶어 하는 워킹맘들도 많기 때문에 이번에는 직장을 다니는 엄마가 어떻게 모유를 유축하고, 그 유축한 모유를 어떻게 아기에게 먹일 수 있을 지를 알아보려고 한다.

직장에 다니면서 효과적으로 모유를 먹이고 유축하려면 시간 배분이 중요하다. 우선 잠자리에서 일어나기 전에 수유를 하는 것이 좋다. 물론 수유가 힘든 경우에는 유축을 해도 좋다.

다음으로 출근 준비가 끝난 후 또는 출근 직전에 한 번 더 수유를 한다. 이후 출근을 하면 4시간마다 유축을 하도록 한다. 이때 직장에서 유축한 모유는 냉장 보관을 하거나 젖병 아이스박스를 활용하도록 한다.

이후 퇴근을 하면 손과 몸을 씻고 충분히 수유하고, 잠자리에 들기 전에 한 번 더 수유한다. 물론 이것을 기본으로 하되 개인의 상황에 따라 횟수를 조절하면 된다.

그런데 직장에서 유축을 하기 어려울 때가 있다. 이 경우에는 단유 방법을 참고하여 출근 전까지 모유 양을 조금씩 줄이면서 유축을 하지 않아도 젖이 최대한 부풀지 않게 해야 한다. 그 대신 집에서는 충분히 모유 수유할 수 있도록 한다. 물론 출근 전은 바쁠 수 있기 때문에 유축을 하고 퇴근 후에 모유 수유를 충분히 하면 모유를 먹이는 양은 적지만 모유 수유 기간을 늘릴 수 있다.

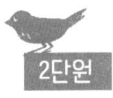

2단원 분유 수유 시 기본적으로 알아야 할 것은 무엇인가?

1 ∘∘ 분유를 먹이기에 앞서 알아둘 사항

분유는 원래 맹물에 타는 것을 기준으로 만들어진 것이며 출생부터 첫돌까지는 철분 조제분유를 주어야 한다. 조제분유는 소젖을 아기가 쉽게 소화할 수 있도록 가공한 후 철분이나 비타민 등 부족한 영양소를 첨가하여 최대한 모유와 비슷하게 만든 것인데, 동양인과 서양인은 장 길이부터 다르기 때문에 외국 분유보다 국내 분유를 권장한다. 참고로 모유와 달리 분유는 주성분이 카세인이라는 단백질이다. 카세인은 위산에 잘 녹지 않고 응고력이 높아 모유와 비교했을 때 변비를 유발할 가능성이 높다.

개인적인 여건 때문에 어쩔 수 없이 분유 수유를 하게 될 경우 아기를 사랑스럽게 쓰다듬고 이야기하며 모유 수유하는 것과 같은 자세로 분유를 수유하도록 한다. 이때 최대한 스킨십을 많이 하는 것이 좋다. 참고로 아기는 엄마의 체온, 심박 수, 혈압, 코르티솔_{당질 코르티코이드계의 호르몬으로 부신피질에서 생성되는 물질}, 옥시토신 수치에 반응한다.

또한 모유 양은 적은데 모유만 먹고 분유를 거절하여 아기가 살이 빠지는 경우가 있는데, 이때 분유 보충 방법은 유축한 모유와 70℃의 물에 녹인 분유_{첫날 10cc, 둘째 날 20cc}를 합쳐서 먹이면 된다. 그러면 분유를 거절하던 아기도 잘 먹게 되고 살이 빠지지 않게 된다.

신생아가 하루에 먹는 분유 양은 몸무게 1kg당 180cc 정도이며, 아기에 따라 먹는 양이 조금은 차이가 있다. 예를 들어 한 번에 먹는 양을 계산하면 다음과 같다.

3kg인 아기가 하루에 8회 먹을 때 180×3÷8=67.5cc

4kg인 아기가 하루에 6회 먹을 경우 180×4÷6=120cc

2 ○○ 수유의 횟수

월령에 따른 적정 수유 횟수는 1일 기준으로 생후 0~2개월은 8~10회, 3~4개월은 6~7회, 5~6개월은 4~5회, 7~9개월은 4회, 10~12개월은 2~3회 정도다. 몸무게에 따라 하루에 먹는 양은 달라질 수 있다.

모유가 부족한 엄마가 직장에 다니는 경우에는 혼합 수유를 많이 한다. 모유가 부족한 경우 모유 수유를 먼저 한 후, 부족한 부분을 분유 20~30cc 추가로 먹이다가 더 부족하다고 느껴지면 10cc 정도 추가로 늘린다.

또한 직장에 다니는 엄마의 경우 직장에서 유축이 힘들면 출근 전에 모유 수유 또는 유축을 하고 낮에는 분유 수유를 하고, 퇴근 후 아기에게 모유 수유또는 유축를 할 수 있다.

3 ○○ 수유 후 트림시키기

트림이란 아기가 먹은 먹거리와 먹거리 사이사이에 들어간 공기가 위로 올라와 '억'하고 입에서 소리가 나는 것이다. 만약에 모유 수유 중 유륜까지 밀착시켜 공기가 거의 들어가지 않았다면 아기는 트림하지 않을 것이다.

그러나 분유 수유 시에는 트림을 하지 않고 재우게 되면 구토를 하여 기도가 막힐 수 있으므로 트림 과정을 반드시 수반해야 한다.

트림을 잘 시키려면 우선 깨끗한 수건을 엄마 어깨 위에 미리 올려놓고 아기의 몸을 세워 한쪽 볼을 수건이 있는 어깨 위로 닿게 한다. 그다음 아기의 등을 쓸어내리거나 위로 밀면서 살짝살짝 두드린다. 이때 손은 동그랗게 모은다.

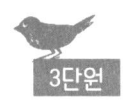

3단원 분유 수유 시 특별히 주의해야 할 사항은 무엇인가?

1 ● 분유를 탈 때 유의사항

분유는 38℃ 정도의 따뜻한 온도가 좋고 젖병에 담긴 분유를 손등에 떨어뜨릴 때 따뜻한 정도 먹기 직전에 바로 타서 주는 게 가장 좋다. 물론 분유를 물에 탄 후 상온에서 1시간까지는 둘 수 있지만 될 수 있으면 그때그때 바로 타서 수유하는 것이 좋다.

60cc의 분유를 탄다고 가정할 때 구체적인 방법은 다음과 같다. 우선 분유 전용 스푼으로 수북이 쌓인 분유 가루를 정확히 깎아내어 60cc에 맞는 정해진 양의 분유를 젖병에 넣은 뒤, 생수나 수돗물을 100℃로 팔팔 끓여 70℃로 식힌 뒤 30cc 정도 젖병에 넣는다. 다음으로 뚜껑을 닫고 분유에 거품이나 덩어리가 생기지 않게 양손으로 잡고 비비듯 돌려준다. 그리고 나서 100℃ 이상 끓여서 완전히 식혀 둔 물을 더 부어 60cc가 되게 한다. 이렇게 분유를 타면 세균 감염도 예방하고 곧바로 먹기에도 알맞은 온도가 된다.

만약 아기가 분유를 남김없이 다 먹었다면 부족하다는 것을 의미하므로 5~10cc가 남을 정도로 분유를 타는 게 좋다. 또한 먹다 남은 분유는 아기의 침에 의한 박테리아가 번식하므로 버려야 한다. 먹다 남은 분유를 다시 먹이면 설사를 할 수 있다.

간혹 급할 때 분유를 타다보면 흘리게 되고 번거롭다고 하는 엄마들이 있는데 그럴 경우, 매일 아침 그날 먹일 젖병의 개수만큼 분유를 젖병에 미리 넣어 두는 방법도 있다.

2 ∘∘ 분유를 바꿀 때 유의사항

특별한 이유가 없다면 분유를 바꿔 먹일 필요는 없지만, 바꿔 먹여야 한다면 분유마다 가공법상 약간의 차이가 있으므로 서서히 바꿔 주는 것이 좋다3일 동안. 60cc의 분유를 탈 경우 다음과 같은 비율을 참고하도록 한다.

분유	바꾸기 전	1일차	2일차	3일차
A 분유	60cc	40cc	20cc	0cc
B 분유	0cc	20cc	40cc	60cc

*단, 아침부터 밤까지는 같은 비율로 하고, 다음날 아침부터 다른 비율로 시작한다.

3 ∘∘ 분유 수유 시 지켜야 할 위생 사항

사카자키균에 오염된 분유는 아기의 발달장애를 일으킨다. 사카자키균은 장내 세균류 박테리아의 일종으로 다른 음식에도 발견되지만, 분유 속에 들어 있는 경우에는 심각한 질병을 일으키는 것으로 알려져 있다. 다행히 70℃ 이상에서 분유를 타면 파괴되므로 분유는 꼭 70℃ 이상의 물로 타도록 한다.

또한 찬 분유를 먹일 경우 엄마는 편리할 수 있지만 생후 1~2개월 아기가 찬 분유를 먹으면 체온이 손실될 수 있으므로 주의해야 한다. 특히 감기에 걸렸거나 설사를 하는 아기가 찬 분유를 먹게 되면 병이 더 심해질 수 있다.

한편 다 먹은 젖병은 곧바로 물에 헹군 뒤 젖병 전용 세정제와 솔로 분유 찌꺼기가 남지 않도록 깨끗이 닦아야 하며 흐르는 물로 구석구석 씻어준다. 환경 호르몬 예방을 위하여 젖병을 100℃의 끓는 물에 2분간 넣도록 하며, 젖꼭지는 실리콘 재질이라 30초 이상 끓는 물에 넣어 두게 되면 누렇게 변색되고 오므라드는 등 변형이 오므로 되도록 짧게 소독한다.

자기 점검을 할 수 있는 체크 포인트를 작성한 후, 코멘트를 통해
잘못 알고 있었던 부분 또는 혼동되었던 부분을 다시 한 번 바로잡아보자.

유축과 분유 수유 시 주의해야 할 사항

1. 유축한 모유는 어떻게 관리하는가?
   - 냉장 보관은 어떻게 하는가?
   - 차가워진 모유는 어떻게 데우는가?
   - 냉동 보관된 모유는 어떻게 해동시켜서 먹이는가?

기억하기

냉장 보관되었던 모유는 일정 시간 이상 보관하지 않고 중탕을 통해 데우도록 한다.

- 유축한 모유는 젖병에 담아 5℃의 냉장고에 72시간까지 보관한다.
- 냉장 보관된 모유는 38℃ 이상 중탕한 후 흔들어 먹인다.
- 냉동 보관되었던 모유를 먹일 때는 먹이기 전날 냉장실로 옮겨 서서히 녹게 한 후 60℃의 물에 중탕하여 38℃ 정도가 되었을 때 먹인다.

2. 분유 수유 혹은 혼합 수유를 하고 있는가?

　　혼합 수유를 하고 있다면 몇 cc 정도의 분유를 먹이는가?

　　분유 수유를 하고 있다면 하루 몇 회 분유 수유를 하는가?

> 기억하기

분유 수유를 할 때 수유 횟수나 트림시키는 것을 잘 지켜야 한다.
- 분유는 1일 기준으로 생후 0~2개월은 8~10회, 3~4개월은 6~7회, 5~6개월은 4~5회, 7~9개월은 4회, 10~12개월은 2~3회 정도 수유한다.
- 모유 양이 부족한 것 같으면 분유로 20~30cc를 추가한다. 부족하면 10cc를 더 추가한다.
- 트림을 시킬 때는 아기의 몸을 세워 머리를 엄마 어깨 위로 올린 후 등을 쓸어내리거나 위로 밀면서 살짝살짝 두드린다.

3. 분유 수유와 관련된 필수 사항을 엄격히 지키는가?

　　분유 온도는 어느 정도로 맞추고 있는가?

　　먹다 남은 분유는 어떻게 처리하는가?

　　분유를 바꿀 계획이 있는가? 있다면 어떻게 바꿔 갈 예정인가?

> 기억하기

분유 수유는 모유 수유보다 인위적으로 관리해야 할 사항이 더 많다.

- 분유는 38℃ 정도의 따뜻한 온도 손등에 떨어뜨릴 때 따뜻한 정도 로 한다.
- 60cc의 분유를 탈 때: 분유 전용 스푼에 가루를 정확히 깎아 60cc에 정해진 분유를 젖병에 넣고, 생수나 수돗물을 100℃로 팔팔 끓여 70℃로 식힌 뒤 30cc 정도 젖병에 넣는다. 다음으로 뚜껑을 닫고 비비듯 돌려준 뒤 끓여서 식힌 물을 60cc 눈금까지 오도록 더 넣는다.
- 먹다 남은 분유는 아기의 침에 의한 박테리아가 번식하므로 버려야 한다.
- 분유를 바꿀 때는 기존 분유와 새 분유의 비율을 3일에 걸쳐 서서히 바꿔 준다. 117페이지 표 참고

Tip
쉬는 시간 읽을거리

모유 수유와 관련된 추가적인 팁

① 쌍둥이 모유 수유

처음에는 한 아기씩 수유 연습을 하다가 엄마가 익숙해지면 한 아기를 먼저 유두 유륜까지 깊숙히 물린 뒤 다른 쪽 유방을 또 다른 아기에게 물린다. 이때 두 아기의 빠는 힘이 달라 가슴이 짝짝이가 될 수도 있으므로 두 아기에게 양쪽 가슴을 바꾸어 가며 먹이도록 한다.

❷ 짝짝이 가슴 같게 만드는 법

모유가 부족한 쪽에 따뜻한 팩을, 많은 쪽은 냉 팩을 댄다. 적은 쪽을 먼저 물리고, 양의 차이에 따라 적은 쪽을 2~3배로 오랫동안 물려야 양쪽이 같아질 수 있다.

❸ 유두에 상처가 생길 때

처음 수유 시 젖꼭지에 상처가 많이 생기거나 딱지가 앉게 되는데 딱지가 앉으면 찢어지는 것이 반복된다. 이때 젖꼭지에 비닐종이를 붙이면 촉촉해져 찢어지지 않아 빨리 낫는다. 또한 유두균열이 심할 때 연고를 바르고 비닐종이를 덮어 준 뒤, 수유 시 씻어 주거나 깨끗이 닦아 낸 뒤 전유를 두세 방울 짜내면 깨끗해진다.

❹ 단유 후 재수유

단유를 한 지 얼마 안 되었을 경우에는 재수유 성공률이 높지만 그렇지 못한 경우라도 재수유를 원한다면 처음 모유를 늘리는 방법처럼 하루에 8회 이상 아기에게 젖을 물리고 유축기로 젖꼭지를 자극해 주도록 한다. 한편 가슴에는 따뜻한 찜질 즉 브래지어 속에 따뜻한 팩을 넣어 주는 등 모유 양이 늘어 날 수 있도록 적극적으로 노력해 보고, 만약 잘 안 되면 모유 생성에 도움이 되는 약을 처방받도록 한다.

⑤ 손으로 모유 짜기

젖을 짜기 전 손을 깨끗이 씻은 후 유륜 주위를 엄지와 검지로 젖꼭지에서 각각 3cm 떨어진 부위를 잡고 둥글게 쓸어내리듯 밀어 깊숙이 유두를 누른다.

⑥ 이유식

보통 생후 4개월 후반에서 6개월 초반 사이에 시작한다. 너무 일찍 시작해도 아기는 음식물을 소화하는데 힘들어하고 면역체계가 미흡하기 때문에 알레르기를 일으키기 쉽다. 반면 너무 늦게 시작하면 성장 발달이 저하되고 면역력이 약해지며, 정신적으로 엄마에게 의지하는 경향이 강해진다.

아기가 5개월 정도 되면 엄마 배 속에서 가지고 나온 몇몇 영양소의 저장량이 감소하므로 음식물을 통한 영양분 섭취가 필요하다. 또한 부드러운 알갱이를 씹고, 삼키고, 손가락에 느껴지는 색다른 감촉 등을 통한 신선한 자극은 아기의 두뇌 활동이 활발해지게 하며, 혀와 입 근육, 턱관절이 단련되어 발음 등 말하는 능력이 향상되고 치열을 고르게 만들어 얼굴 모양새가 정돈된다. 이렇듯 올바른 이유식은 적절한 영양보충과 씹는 훈련뿐만 아니라 건강한 식생활을 할 수 있도록 기초를 탄탄하게 하는 훈련 과정임을 기억하자.

세 번째

산후 조리학

1교시
산후조리의 중요성과 기본 지침

수·업·목·표
1. 산후조리가 왜 중요한지에 대해 살펴보자.
2. 출산 후 나타나는 기본 증상에 대해 살펴보자.
3. 계절에 따른 산후조리의 차이에 대해 살펴보자.

여성의 중년기, 노년기의 건강을 좌우하는 것은 바로 산후의 건강 상태다. 산후관리, 소위 말하는 산후조리를 잘 해야 이후의 건강을 보장할 수 있다. 따라서 아기를 출산한 엄마라면 철저하게 산후조리를 해야 한다. 아무리 건강하다고 자부하는 엄마라도 기본적인 산후조리 수칙을 따라야지만 자신의 건강을 지속적으로 지켜나갈 수 있다.

그런데 많은 엄마가 산후조리의 중요성을 안다고 하면서도 산후조리가 왜 필요한지에 대한 원리는 잘 알지 못한다. 그저 '지금 관리를 잘 못 하면 노후에, 겨울철에 고생한다' 정도로만 어렴풋하게 알고 있을 뿐이다. 그러다 보니 산후조리의 필수사항에 대해서도 간과하게 되는 경우가 많다.

따라서 이번 시간에는 산후조리가 어떠한 신체 원리에 의해 중요하게 다루어질 수밖에 없는지, 기본적으로 지켜야 할 산후조리의 방법에는 어떤 것이 있는지 살펴보도록 하겠다.

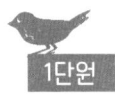 **1단원** 산후조리는 왜 필요하며 어느 정도 기간이 필요한가?

1 ∘ 산후조리의 개념과 중요성

출산 후에 나타나는 많은 변화는 자연스러운 현상이다. 하지만 자연스럽게 출산 전 상태로 돌아오는 것들이 있는 반면, 특별한 관리를 해야만 원상태로 돌아올 수 있는 것들이 있다. 그 대표적인 것이 골격이다. 출산을 하게 되면 골격이 틀어질 수 있는데 이것을 바로잡지 못하면 자궁은 물론, 방광, 신장 등 내장에 문제를 일으킬 수 있다.

특히 출산 시에는 결합되어 있던 치골두덩뼈과 천골엉치뼈이 이완되는데, 이것이 원래대로 돌아오는 과정에서 제대로 관리하지 못하면 여러 가지 문제가 생긴다. 우선 원래의 위치를 잡지 못하게 되면 다리 방향의 신경 및 혈액 순환이 자연스럽지 못하게 되고, 순환에 문제가 생기면 영양 공급은 물론 체온이 떨어지게 된다. 게다가 감각에도 이상이 생길 수도 있으며, 원상태로 되돌아가지 못한 골반의 공간에 살이 메워지면 산후 비만으로 이어질 수도 있다.

더 나아가 자궁 수축에 문제가 생겨 자궁 관련 질병을 일으킬 수도 있고, 골반에 문제가 생기면 척추도 틀어질 수 있다. 참고로 척추는 신체의 중심을 유지해 주는 매우 중요한 기능을 하는데, 만약 여기에 문제가 생기면 어깨뼈의 수평에도 문제가 생기게 되고, 뇌에까지 영향을 미쳐 관절 통증은 물론 두통을 야기할 수 있다. 특히 이런 상황에서 무리하게 되면 관절이나 신경질환은 물론 디스크를 유발하여 지속적으로 신체적인 고통을 경험하게 될 수도 있다.

따라서 근육의 수축을 방해하는 찬바람에 노출되거나, 관절에 무리하게 체중을 싣거나, 심하게 움직이거나, 바르지 못한 자세를 유지하는 일이 없도록 각별히 주의해야 한다. 그런 차원에서 산후조리는 필수적이다.

2 ∞ 동양 엄마에게 산후조리가 반드시 필요한 이유

간혹 서양 엄마들의 예를 들며, '그들은 출산 직후 샤워를 하고 바로 돌아다녀도 아무 문제 없던데?'라고 말하는 사람들이 있다. 그러나 산후조리 관련해서 서양 엄마와 동양 엄마를 비교해서는 안 된다. 동양 엄마는 반드시 산후조리를 해야만 하는 신체적 구조를 가지고 있다.

서양 엄마는 동양 엄마와 비교해서 골반이 크고 원형이며 아기의 머리가 작아 출산 시에 골반이 심하게 벌어지거나 틀어지지 않는다. 출산하기 좋은 신체 구조 덕분에 실제로 출산 시에 회음부를 절개하지도 않는 편이다. 거기에 지방질이 많은 데다 기본 체력이 동양 엄마와 비교해서 좋기 때문에 출산 후에도 덜 힘들다. 그래서 출산 직후 일상생활을 아무렇지도 않게 시작하는 경우도 많다.

그러나 동양 엄마는 골반이 타원형인 데다가 좁은 편이어서 출산 시 신체의 변형이 서양 엄마보다 더 심하게 오고 그만큼 몸에 무리가 간다. 물론 개인차가 있기 때문에 서양 엄마 중에도 특별히 고생을 더 하는 사람이 있고 동양 엄마 중에도 덜 힘들게 출산을 하는 사람이 있지만, 보편적으로는 이러한 특성을 가지고 있음을 기억해야 한다.

3 ∘∘ 충분한 기간을 필요로 하는 산후조리

대부분의 엄마가 첫 아기를 출산하고 나면, 임신으로 인한 몸의 변화가 출산과 동시에 회복되리라고 기대한다. 그러나 임신 전 상태로 회복되는 데는 무려 6~12개월이라는 시간이 필요하다. 그리고 그 긴 기간 중에서도 4~6주 동안의 산후조리가 아주 중요하다. 실제로 오로도 4~6주가 지나야 없어지고, 모유 수유도 이때가 되어서야 자연스러워진다.

따라서 6주까지는 따뜻한 옷을 헐렁하게 입어야 하며 씻은 뒤엔 몸을 빨리 말려주고 찬 바람을 쐬지 말아야 한다. 잠도 충분히 자야 하며 머리부터 발끝까지 땀을 고르게 흘려 노폐물을 몸 밖으로 배출시키고 따뜻한 음식을 골고루 먹어야 한다.

한편 호르몬 분비가 정상으로 되는 6~12개월까지 실내 온도는

22~28℃, 습도는 50~60%를 유지하는 것이 좋다. 환기 역시 잘 시켜주어야 하며 되도록 바른 자세를 취하기 위해 노력해야 한다.

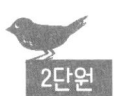 **2단원** 출산 후 나타나는 기본적인 증상은 무엇인가?

1 ○○ 임신선과 뱃살 쭈글거림

임신 중 생긴 임신선은 출산 후 자연스럽게 없어지지만, 튼살은 출산 후에도 없어지지 않는다. 이 튼살은 대부분의 임신한 엄마에게 생기는데, 임신 3개월가량 되었을 때 아랫배나 가슴 주변에 생기기 시작한다. 튼살이 나타나는 원인은 부신 피질 호르몬이 갑자기 증가하면서 진피층 내 콜라겐 섬유가 손상되기 때문이다. 이 손상이 점점 살이 갈라지는 형태로 나타나기 시작한다.

물론 처음에는 크게 표시가 나지 않는다. 초기 튼살은 모양이 가는데다가 짧고 분홍색을 띠기 때문이다. 그러나 시간이 갈수록 부위가 커지는 데다가 색도 짙은 붉은 색으로 변한다. 여기에 배가 불러오면 피부도 늘어나게 된다. 따라서 앞에서 언급한 바와 같이 임신 초기부터 튼살 크림을 꾸준히 바르는 것이 좋다.

또한 뱃살은 몸무게가 줄어도 없어지지 않고 쭈글거린 채로, 혹은 처져 있는 채로 남아있기 쉬워 6개월 정도 꾸준히 복부 근육운동과 스트레칭을 해야 한다.

2 ㅇㅇ 머리카락 빠짐

임신 기간에는 에스트로겐 수치가 높아져 엄마의 머리카락은 예전보다 두꺼워질 수 있고 머리카락의 성장 기간이 늘어나며 빠지는 양이 줄어들게 된다.

그러나 출산 이후부터는 반대 현상이 나타난다. 에스트로겐 분비가 멈춰진 엄마는 약해진 모근 때문에 탈모 현상을 경험하게 된다. 특히 그동안 억제되었던 탈모 현상이 한꺼번에 진행되어 눈에 띄게 머리카락이 빠지기 시작한다.

한편 출산 후 6~12개월이 지나야 호르몬 분비가 정상으로 돌아오기 때문에 12개월 전에는 파마와 염색을 피하고, 탈모 예방을 위해 콩 종류를 섭취하는 것이 좋다. 만약 12개월 이후에도 탈모가 지속되면 전문의를 찾을 필요가 있다.

3 ㅇㅇ 산후 치아 질환

임신을 하게 되면 태아에게 필요한 칼슘이 엄마의 치조골(치아 주변의 잇몸뼈)에서 빠져나가게 된다. 따라서 잇몸뼈가 약해지며 잇몸질환이 생겨 치아 뿌리가 노출되는 경우도 있다. 이 경우 치아가 시리게 되며 통증도 느끼게 될 수 있다. 그밖에도 임신 중에 증가했던 프로게스테론과 에스트로겐은 산후에도 지속적으로 분비되는데 이것은 치아를 지탱해 주는 인대를 느슨하게 만들어 치아를 흔들리게 할 수 있다.

따라서 출산 후에는 더욱 치아 및 잇몸 관리에 신경 써야 하는데, 우선 풍치를 막기 위해 찬 음식이나 찬 음료를 피해야 한다. 되도록 따뜻한 물을 마시고, 딱딱한 음식 역시 먹지 않는 것이 좋다.

한편 출산 후 양치질도 하지 말아야 한다는 사람들이 있는데, 이것은 잘못된 상식이다. 출산 후에는 오히려 구강을 더욱 청결하게 관리해야 하므로 양치질은 꾸준히 잘 해주어야 한다. 단, 양치질할 때는 미지근한 물을 사용하는 것이 좋다.

4 ∘∘ 오로와 태반 잔류

자궁 내막에 붙어 있던 태반이 출산과 함께 떨어져 나오면서 자궁 내막에 상처가 생겨 출혈이 생기는데 이를 오로라고 부른다. 오로는 시기에 따라 다른 색깔을 띠는데, 출산 후 2~3일 정도에는 적색의 오로가 나오고, 3~10일 정도에는 갈색 오로가 나온다. 이후 3주 정도까지는 황색 오로가, 4~6주까지는 백색 오로가 나온다.

오로는 자연스러운 현상이므로 완전히 빠질 때까지 산모용 패드를 늘 착용해 주면 된다. 그런데 만약에 출산 후 10일이 지나도 적색 오로가 계속되거나 출혈이 심해지면 태반 잔류로 의심하고 치료를 받을 필요가 있다.

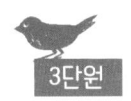

3단원   계절에 따라 산후조리는 어떤 차이가 있는가?

1 ∘∘ 여름철 산후조리

여름철 산후조리는 무더위와 땀으로 어려움이 많지만 그 외에도 여러 면에서 참아야 할 것들이 있다. 우선 여름철 공기는 덥지만 바닥은 차가운 경우가 많으므로 양말을 꼭 착용해야 한다. 출산 후 너무 일찍 찬 기운을 접하면 관절염이 생기거나 뼈가 시린 증상이 나타나 산후풍으로 평생 고생할 수 있기 때문이다. 특히 이 시기의 엄마는 관절과 치아 등이 모두 약한 상태이므로 음료와 음식 온도에 늘 신경 써야 하는데, 우선 아무리 더워도 물은 미지근한 상태로 자주 마셔서 탈수를 방지해야 한다. 적어도 하루에 1.5리터 이상 마시는 것이 좋다.

한편 실내 온도도 중요하다. 과거에는 산후조리 시 뜨거운 방에서 무조건 땀을 많이 흘려야한다고 주장하곤 했지만 주거 환경이 신식화 된 지금에는 굳이 온도를 높여 땀을 뺄 필요는 없다. 물론 노폐물을 빼기 위해 적당한 양의 땀은 내야겠지만 너무 과하게 땀을 빼면 오히려 탈수가 생길 수 있다. 특히 많은 땀을 냈다가 식어버리면 체온이 떨어져 산후풍이 더 심해질 수 있다. 그뿐만 아니라 땀이 너무 많이 나서 땀띠가 생기면 세균 감염을 일으킬 수도 있으므로 주의해야 한다. 따라서 여름철 산후조리 시 실내 온도는 바깥 온도보다 5℃ 이상 낮지 않게 해주는 것이 좋다_{대략 24~27℃ 정도가 좋다}.

또한 냉방을 할 때에는 바람을 직접적으로 쐬지 않는 것이 좋다. 에어컨을 사용하려면 입실 전 미리 켜두어 전체 온도를 낮춘 후에 안으로 들어가도록 하고 선풍기 바람도 벽을 향하게 하여 간접적으로 쐬는 것이 좋다. 옷은 얇은 긴소매를 입는 것이 좋다.

다음으로 샤워는 출산 이후 3~4일가량이 지난 후 하는 것이 좋은데, 그 대신 회음부는 자주 씻어 청결을 유지해야 한다. 높은 온도와 습도가 지속되는 데다가 오로로 인해 산모용 패드를 쓰다 보면 회음부가 잘 아물지 않을 수 있고 때에 따라서는 염증도 생길 수 있기 때문이다. 자주 씻어 청결을 유지하면 회복도 빠르고 염증도 예방할 수 있다. 또한 씻는 것뿐만 아니라 좌욕도 자주 해주면 좋다. 참고로 집에서 욕조에 몸을 담그는 목욕을 하거나 부부 성생활을 하려면 자궁 내막이 치료되는 6주 이후에 하는 것이 좋은데 그 전에는 감염의 우려가 있기 때문이다. 대중목욕탕은 3개월 이후에 가는 것이 적당하다.

2 ◦ 겨울철 산후조리

겨울에 산후조리를 할 경우 가장 먼저 떠올리는 것이 '몸을 따뜻하게 해야 한다'는 사실이다. 실제로 차가운 날씨로 인해 산후풍에 걸릴 위험이 훨씬 높기 때문에 각종 바람에 노출되지 않도록 조심해야 하며 보온에 신경을 써야 한다. 그러나 따뜻한 정도가 지나치면 오히려 해가 될 수 있다. 따라서 우선 실내 온도는 22~24℃를 유지하고 25℃는 넘지 않는 것이 좋다. 실내 온도가 너무 높으면 땀을 많이 흘려서 오히려 기력이 소진되고 회복도 더디어질 수 있기 때문이다. 그뿐만 아니라 함께 있는 신생아가 체온을 유지하는 데 에너지를 많이 쓰게 되면 성장에 도움이 되지 않는다.

 옷도 두껍게 입기보다는 얇은 옷을 여러 장 껴입도록 하고 이불도 얇은 이불을 여러 장 덮는 것이 좋다. 겨울철에도 땀을 흘려 노폐물을 빼주어야 하는데, 만약 땀이 많이 나서 옷이 젖을 때에는 체온 손실을 막기 위해 바로 땀을 닦고 옷을 갈아입어야 한다. 그리고 내의는 반드시 입어야 하며 양말도 필수다.

 또한 습도 조절에도 유의해야 하는데 실내 습도는 50~60%가 적당하며 가습기 대신 젖은 수건을 많이 걸어 두는 것이 효과적이다. 만약 가습기 사용 시에는 기기 청소를 매일 깨끗이 해야 한다. 한편 겨울이지만 환기를 꾸준히 시켜주어야 하는데 엄마가 바람을 직접 쐬면 안 되므로 다른 방에 있는 동안 환기를 시켜야 한다.

 찬 음식 역시 피해야 하며, 샤워는 출산 후 일주일 후에 하도록 하고 겨울에도 좌욕 및 회음부를 씻는 것을 꾸준히 해야 한다. 만약 노산이거나 난산, 제왕절개를 했다면 회복이 느리므로 샤워를 미루는 것이 좋다. 그 이전에는 스팀타월로 얼굴과 몸을 닦도록 한다. 외출은 되도록 피하는 것이 좋지만 해야 할 경우에는 목도리와 장갑을 반드시 착용해야 한다.

 자기 점검을 할 수 있는 체크 포인트를 작성한 후, 코멘트를 통해 잘못 알고 있었던 부분 또는 혼동되었던 부분을 다시 한 번 바로잡아보자.

산후조리 시 기본적인 점검 및 주의사항

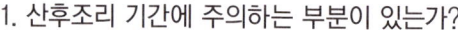

1. 산후조리 기간에 주의하는 부분이 있는가?
   - 실내 온도와 습도는 어느 정도로 유지하고 있는가?
   - 바른 자세를 취하고 찬바람을 제대로 피하고 있는가?
   - 산후조리 기간은 어느 정도 생각하고 있는가?

기억하기

출산 후 근육 수축이 잘되도록 찬바람을 피하고 바른 자세를 취하도록 노력해야 한다.

- 출산 후 틀어진 골격을 바로 잡지 못하면 자궁, 방광, 신장 등 내장에 문제가 생길 수 있다.
- 출산 후 임신 전 상태로 회복되는 데는 무려 6~12개월이 필요하며, 특히 4~6주 동안이 더욱 중요하다.
- 6주까지는 따뜻한 옷을 헐렁하게 입어야 한다.

- 잠도 충분히 자야 하며 땀을 골고루 흘려 노폐물을 몸 밖으로 배출시켜야 한다.
- 6~12개월까지 실내 온도는 22~28℃, 습도는 50~60%를 유지해야 한다.

2. 뱃살, 치아, 탈모 관리는 어떻게 하는가?

- 뱃살 관리를 따로 하고 있는가?
- 머리카락은 어느 정도로 빠지고 있는가?
- 12개월 이후로도 머리카락이 지속해서 빠지고 있는가?
- 잇몸이나 치아의 통증은 없는가?
- 양치질은 어떤 식으로 하는가?

기억하기

6~12개월 정도까지는 호르몬 영향 때문에 치아나 탈모 관리에 특별히 신경 써야 한다.

- 뱃살은 쭈글거리고 처지기 쉬워 6개월 정도 복부 근육운동과 스트레칭을 해야 한다.
- 12개월 이전까지는 파마와 염색을 피하고 탈모 예방을 위해 콩 종류를 섭취해야 한다.
- 되도록 따뜻한 물을 마시고, 딱딱한 음식은 먹지 않는 게 좋다

3. 출산 후 청결 관리는 어떻게 하는가?

- 출산 후 샤워는 얼마 만에 했는가?
- 회음부의 청결을 위해 어떤 노력을 하는가?

기억하기

찬물, 찬바람에 주의하되 위생과 청결도 소홀히 하지 말아야 한다.

- 땀 때문에 땀띠가 생기면 세균 감염을 일으킬 수도 있으므로 주의해야 한다.
- 겨울철 땀 때문에 옷이 젖었다면 체온 손실을 막기 위해 땀을 닦고 옷을 갈아입는다.
- 회음부를 청결히 해야 염증이 빨리 회복된다.

4. 실내 환경 위생을 위해 어떤 노력을 하는가?

- 가습기 사용 시 청소는 어떻게 하는가?
- 환기를 꾸준히 시키고 있는가?

기억하기

몸의 위생과 더불어 실내 환경과 관련한 위생도 신경 써야 한다.

- 가습기는 매일 청소해야 한다.
- 반드시 임마가 다른 방에 있는 상태에서 환기를 잘 시켜야 한다.

- 땀이 많이 나면 탈수증이 올 수 있으므로 미지근한 물을 자주 마셔야 한다.

Tip
쉬는 시간
읽을거리

좌욕 방법

변기통에 끼울 수 있는 좌욕통을 깨끗이 소독 후 변기에 끼워 따뜻한 물을 붓고 괄약근을 오므렸다 폈다 반복한다. 그때 목과 등에 작은 담요를 두르면 전신에 땀이 나면서 온몸 혈액 순환에 도움이 된다. 단, 너무 오래 자주 하면 항문이 짓무르는 부작용이 생길 수 있으므로 1회 10분 정도, 1일 2회 정도가 좋다.

한편 좌욕 후에는 빨리 말려야 회음부 치유와 회복에 도움이 되므로 부드러운 수건으로 두드리듯 닦거나 20~30cm 떨어진 곳에서 드라이어로 가장 약한 바람을 이용해 말려야 한다.

2교시
산후 질환에 대한 관리와 예방

수·업·목·표

1. 출산 후 대표적으로 나타나는 질환에 대해 알아보자.
2. 사소하지만 간과해서는 안 될 산후 증상에 대해 알아보자.
3. 부위별로 문제가 생겼을 때 대처해야 할 사항에 대해 살펴보자.

출산 후 나타나는 다양한 질환은 어느 것 하나라도 간과해서는 안 된다. 그 다양한 증상을 미리 알아두고 예방해야 하며, 혹시라도 그러한 증상이 찾아오면 미리 공부한 내용에 맞게 지혜롭게 대처해야 한다.

특히 산후 질환은 만성 질환으로 이어질 수도 있는 부분이 많기 때문에 각별히 조심해야 한다. 올바른 자세를 취하거나 충분한 영양 섭취 등, 기본적인 사항을 꼼꼼히 지켜가며 최대한 그 질환을 경험하지 않도록 노력해야 한다.

한편 산후 질환에는 소위 말하는 질병만 있는 것이 아니다. 아주 사소해 보이는 증상들도 포함될 수 있다. 가령 변비 등과 같이 출산과 별개로 나타나는 증상도 생길 수 있고, 특정 부위별로 통증이 나타날 수도 있다. 그런데 이런 증상들은 어떤 것 하나라도 쉽게 지나쳐서는 안 되며, 산후 관리 항목에 추가하여 철저하게 건강을 체크해야 한다. 그리고 필요시에는 바로 병원을 찾아 올바른 처방 및 대처 방법을 익혀 나가야 한다. 따라서 여기서는 다양한 증상과 그 증상의 예방책 및 대처법을 함께 공부하도록 하겠다.

 **1단원** 출산 후 나타나기 쉬운 대표 질환을 알아두자

1 ∞ 자궁 후굴과 자궁 측굴

임신과 출산 이후 자궁을 받치고 있는 근육은 지나치게 늘어나게 된다. 이럴 때 한 자세로 오래 누워있게 되면 자궁이 뒤쪽으로 혹은 옆으로 기울어지면서 자리 잡게 되는데 이것을 자궁 후굴 또는 자궁 측굴이라고 한다.

이러한 증상을 막기 위해서 자연 분만의 경우 출산 8시간 이후에는 일어나 살살 걷기 시작하는 것이 중요하다. 몸조리 기간에도 한쪽으로만 눕지 말고, 왼쪽과 오른쪽을 번갈아 가며 눕고, 엎드리기도 하는 것이 좋다.

2 ∘∘ 산후 어혈과 부종 치료

  출산 후 자궁에서 일어나는 출혈을 막기 위해 적혈구는 쉽게 응집되는 형태로 성질이 바뀌는데 응집된 적혈구 덩어리혈종는 혈관을 막아 순환을 방해한다. 결국 조직세포에 영양 공급이 어려워지게 된다.

  이런 상황으로 노폐물이 쌓여 통증이 일어나는 것을 어혈이라고 한다. 즉, 어혈은 엄마의 갑작스러운 체력 저하로 혈액 흐름이 원활하지 못하면 나타날 수 있는 현상이다.

  한편 출산 후 어혈과 독소를 밖으로 내보내려면 몸을 따뜻하게 유지하며 땀을 내야 한다. 땀을 빼면 시원하고 개운한 느낌이 드는데 이는 땀을 통하여 어혈이 제거되기 때문이다. 이렇게 하는 어혈 제거는 부종을 없애 주는 최고의 방법이며, 비만을 예방하는 역할도 한다. 따라서 땀을 통해 어혈을 빼주어야 하며 이와 더불어 과식을 피하고 혈액 순환을 위해 적당한 운동을 꾸준히 해야 한다. 이러한 삼박자가 갖추어질 때 부종이 사라지고 비만을 예방할 수 있게 된다.

3 ∘∘ 부유방

  부유방은 열 명 중 한두 명꼴로 있다. 출산 후 겨드랑이 쪽에 딱딱한 알갱이처럼 생기며, 크게는 유방 모양처럼 불룩하게 되기도 한다. 부유방이 생긴 대부분의 엄마는 수유만 해도 없어지는 경우가 많지만, 산후조리 기간에 겨드랑이를 밀어 주는 마사지를 해주면 부유방이 사라지는

데 도움이 될 뿐만 아니라 부유방으로 인한 유선염 치료에도 효과가 있다. 최악의 경우 큰 부유방 중 살이 아래로 처져 수유가 끝나도 남아 있게 되는 경우가 있는데 그때는 보기 흉하여 제거 수술을 하기도 한다.

4 ∘∘ 산욕열

산욕열은 회음부 감염에 의해 나타나기 쉬우므로 회음부 소독을 잘 해 주고 산모용 패드를 자주 갈아주며 좌욕 등으로 회음부를 깨끗이 관리해야 한다. 한편 이러한 산욕열은 수유와 관련한 유방 문제와 방광염 및 신우신염으로도 생길 수 있다. 따라서 물을 많이 마셔야 하며, 심할 경우에는 의사에게 항생제 치료를 상의해야 한다.

5 ∘∘ 훗배앓이산후통

출산 후 자궁 수축 시 생리통처럼 배가 아픈데 이를 훗배앓이라고 한다. 이는 출산 시 농구공 만하던 자궁 1,000g이 임신 전 탁구공 크기의 자궁 70g으로 작아지게 되고, 자궁 속에 남아 있는 오로를 밀어 내는 과정에서 규칙적인 진통과 통증이 오는 것으로 산후통이라고도 한다. 참고로 첫아기 출산보다 둘째 아기 출산 후 자궁 회복력이 늦어 통증이 더 심할 수 있고, 수유 시 옥시토신 호르몬 분비로 자궁 수축이 빨라져 아플 수 있다. 대신 모유 수유를 하는 엄마의 자궁 회복은 빠르기 때문에 2~3주가 지나면 거의 없어진다.

6 ○○ 산후 우울증

미국 질병통제예방센터CDC, Centers for Disease Control and Prevention에 따르면 출산한 여성 10여 명 중 1명이 임신 기간이나 출산 후 1년 동안 우울 증세를 보인다고 했다. 원인으로는 산후 호르몬 변화를 들 수 있다. 그밖에도 가슴 처짐이나 복부의 튼살 등과 같은 피부의 변화들, 뚱뚱해진 몸과 수면 부족, 아빠의 무관심 등으로 불면증, 피로, 식욕 상실, 조바심, 분노, 수치심이 생겼다고 한다. 호르몬 변화로 생긴 우울증은 2~3주가 지나면 대부분 좋아지는데 시간이 지나도 나아지지 않으면 전문의와 상담하는 게 좋다.

또한 외모의 변화를 위해서는 적당한 음식량 조절과 스트레칭 등 간단한 운동과 마사지가 도움이 되며, 수면 부족을 해결하기 위해서는 아기의 수면 교육이 요구된다. 물론 무엇보다 아빠의 따뜻한 사랑과 배려가 필요하다. 하지만 모든 것의 주체는 엄마 자신이므로 같은 처지에 있는 산후조리원 동기들과 이야기도 나누고 육아 교육의 정보도 공유하도록 해야 한다.

7 ○○ 산후 관절통산후풍

산후 관절통은 인대와 관절, 근육에 생기는 통증을 말한다. 흔히 산후풍이라 부르는데, 관절의 안정성이 떨어지면 이를 유지하기 위해 근육과 인대, 관절낭에 부하가 더 많이 걸리고 이로 인해 통증이 더 심해진다. 또한 인대가 쉽게 늘어나고 연골이 약화되는 등 관절 전체가 많이 약해져 무릎, 손가락과 손목, 허리, 치골 부위가 시리고 아프기 시작한다. 거기에 자연 분만을 할 경우 출산 과정에서 골반이 갑자기 벌어지고 이로 인한 골반 틀어짐이나 불안정성이 더 커질 가능성이 있다. 이때 골반이 틀어지는 것을 예방하거나 치료하기 위한 가장 효과적인 방법은 운동이다.

따라서 짐볼이나 소도구를 이용한 골반 스트레칭과 가벼운 유산소 운동을 매일 30분 이상 해야 한다. 또는 메디컬 필라테스를 받아 자세를 교정하고 근력운동을 꾸준히 해야 한다. 이는 출산 후 자세 이상으로 인한 2차적인 통증을 해결하는 데 도움이 된다.

무엇보다 관절통은 조기 치료가 가장 중요하다. 제때 치료하지 못하면 관절 마디가 시리고 통증이 심해져서 치료를 해도 반응이 늦어지게 된다. 또한 골반 틀어짐이 지속될 경우에는 자세 이상으로 인한 2차적인 전신 근육통이 생길 수 있기에 더욱 주의해야 한다.

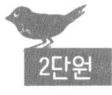

2단원　사소해 보이지만 관리해야 할 증상들을 주의하라

1 ∘∘ 눈이 피곤한 경우

출산 후 호르몬 변화로 각막의 굴절과 눈의 조절력이 일시적으로 떨어질 수 있다. 대부분 시간이 지나면 정상으로 돌아오지만 눈의 피로

가 심하면 일시적인 시력 저하가 아닌 영구적인 시력 저하로 이어질 수 있다.

따라서 출산 후 글자가 작은 책은 읽지 않는 것이 좋고, 렌즈 착용을 금하며 손가락으로 양미간을 마사지하여 눈을 충분히 쉬도록 해주어야 한다. 또한 눈에 필요한 영양분을 섭취하여 시력을 보호하도록 해야 한다.

2 ·· 치질

치질은 평상시 배변을 위해 무리하게 힘을 주었을 때, 차가운 곳에 오래 앉아 있었을 때, 섬유질이 적은 음식을 섭취했을 때, 그리고 스트레스로 인해 나타나는 현상이다. 특히 출산 시 항문 쪽에 압력이 가해져 상처, 곧 치질이 생기기도 한다. 참고로 치질이 항문 밖으로 나타나면 외치질이라고 하고 안쪽에서 발생하면 내치질이라고 한다.

출산 후 치질 치료를 위해서는 1일 2회 정도 좌욕을 해주고 좌욕기가 없을 때는 샤워기를 이용해 따뜻한 물로 항문을 씻어 준다 충분히 말려준다. 또한 치질을 예방하기 위해서는 따뜻한 물을 충분히 마시고 섬유질이 많은 식품을 섭취해 배변이 수월할 수 있게 한다. 더불어 배꼽 주위를 시계 방향으로 돌리며 문질러 주어 배변이 수월하도록 도와주고, 치질이 생긴 경우에는 약 40℃ 정도의 온수로 하루 2~3회, 1회 당 10~15분씩 엉덩이를 담그고 항문 근육의 수축과 이완을 반복하도록 한다.

3 ∘∘ 회음부 통증

출산 후 2~3일 동안은 회음부질 입구 주변 통증으로 걷거나 앉는 게 힘들 수도 있지만, 3~4일이 지나면 상처가 아물기 시작한다. 그런데 일주일이 지나도 통증이 계속된다면 염증일 가능성이 높다. 개인마다 차이가 심한데 특히나 두부살인 엄마는 출산 후 회음부가 잘 낫지 않아 고생하는 경우가 많다. 따라서 회음부 관리는 출산 후에도 산부인과나 주치의 확인이 꼭 필요한 부분이다.

4 ∘∘ 요실금

임신과 출산은 골반강 내의 근육과 요도 괄약근을 약하게 만들어 요실금을 생기게 할 수 있다. 이 경우 재채기할 때, 크게 웃을 때, 뛰거나 무거운 것을 들어 올릴 때 소변이 조금씩 나와 당황스럽게 만든다. 일반적으로 첫 출산한 엄마 보다 둘째 이상을 출산한 엄마에게 더 많이 나타나며, 시간이 지날수록 좋아지긴 하지만 다른 노력을 병행해야 한다. 특히 괄약근 건강과 회복을 위하여 안정과 함께 영양 섭취, 케겔 운동169페이지 참고을 해줄 필요가 있다.

케겔 운동은 회음부가 어느 정도 아물면 해주는 것이 좋은데 소대변을 참으려 애쓸 때와 같이 질 주위의 근육을 쥐어짜듯 조였다 펴기를 반복하면 된다. 그리고 시간이 지날수록 질 수축 시간을 점점 길게 해주고, 조임은 강하게 반복해 주도록 한다.

5 ∘∘ 어지러운 증상빈혈

　빈혈은 출산 시 출혈과 계속되는 오로 때문에 철분 손실이 많아서 생긴다. 출산 후 6주까지는 정상으로 회복되어야 하는데 그 이후에도 정상적으로 회복되지 않으면 만성 빈혈로 면역력이 떨어져 아플 수 있다. 따라서 출산 6주 후 혈액의 헤모글로빈 수치가 정상12~15g/100cc으로 회복되었는지 확인할 필요가 있다.

　또한 철분 부족으로 빈혈이 오므로 철분 함유가 많은 음식을 섭취해야 한다. 철분이 많이 함유된 대표적인 음식에는 간, 달걀노른자, 녹황색 채소, 고기와 유제품 등이 있는데 이것을 과일이나 비타민 C와 함께 섭취해야 흡수가 쉽다.

6 ∘∘ 변비

　출산 후 갑자기 넓어진 복부 내 용적으로 소장과 대장의 운동이 느슨해지기도 한다. 거기에다가 대변을 보러 화장실에 가도 무의식적으로 회음부 상처가 터질까 봐 힘을 세게 주기 어렵기 때문에 출산 후에 특히 변비가 많이 걸리곤 한다.

　변비에는 복부 마사지와 많이 움직이는 것, 물을 많이 마시고 섬유소가 많은 음식을 먹는 것이 큰 도움이 된다. 그래도 너무 힘든 경우에는 약국에서 파는 일회용 물 관장약을 한 번쯤은 사용하면 변비 해결 및 회음부 관리에 도움이 될 수 있다. 그러나 잦은 관장은 금물이다.

 **3단원** 특정 부위가 아플 때 대처 방법을 알아두자

1 ◦ 손목과 손가락이 아플 때

　임신하게 되면 출산을 돕는 '릴랙신'이라는 호르몬이 나온다. 이것은 뼈를 부드럽게 만드는 역할을 하지만, 이로 인해 골반뿐만 아니라 인체의 모든 관절이 늘어나게 된다. 결국 관절이 부드러워진 상태에서 손목과 손가락 등을 유난히 많이 사용하게 되면 통증이 찾아올 수 있다. 따라서 모유 유축 시에는 손에 심하게 힘을 주어서는 안 되며, 행주나 걸레를 손으로 짤 때도 조심해야 한다. 특히 약한 관절은 회복이 어려운 데다가 심해지면 퇴행성 관절염으로까지 이어질 수 있으므로 조심해야 한다.

2 ◦ 목과 어깨, 허리가 아픈 경우

　출산으로 피곤한 상태에서 아기를 안고 머리를 숙여 수유하다 보면 금세 목과 어깨, 허리 통증이 나타날 수 있다. 목과 어깨가 뻣뻣해지는가 하면 팔을 들어 올리거나 뒤로 젖힐 때 통증이 더 심해질 수 있다. 따라서 처음에는 오랫동안 수유를 하지 말고 수유를 하더라도 허리를 펴고 수유해야 한다. 이후 점차 수유 횟수와 시간을 늘려가되 피곤하지 않도록 휴식을 취해야 하고 목, 허리, 어깨가 아플 시에는 따뜻한 찜질을 해주거나 허리 복대와 어깨 스트레칭을 해주도록 한다.

3 ◦◦ 골반이 아픈 경우

골반의 앞쪽은 치골관절, 뒤쪽은 미저골과 좌골로 이루어져 있다. 그런데 출산 시 아기 체중에 비해 골반 출구가 작으면 지나치게 골반이 벌어지게 되며 이때 생긴 충격으로 치골과 좌골에 통증이 나타나게 된다. 이 통증은 한두 달 사이에 없어지는 것이 보통이지만 그 이후에도 계속 통증이 오면 전문의와 상의해야 한다.

또한 출산 후 일상에서는 산후 복대나 거들 착용으로 골반 관절을 조여 주고 좌식 생활보다는 소파나 침대 생활을 하는 것이 좋다. 그 밖에 통증이 있는 부위는 따뜻한 찜질을 해주고 쪼그리고 앉거나 엎드려 방바닥을 닦지 않도록 한다.

4 ◦◦ 발이 아픈 경우

출산 후 오래 서 있거나 걷게 되면 체중이 발바닥으로 실리게 되므로 발바닥에 건막염이 생길 확률이 높아진다. 발바닥에는 여러 개의 관절과 힘줄이 있어 다른 부위보다 릴랙신 영향을 더 받을 수 있는데 바로 이 때문에 발바닥 인대에 무리가 가게 되는 것이다. 따라서 따뜻한 족욕을 자주 해주고, 산후조리 기간에는 장시간 서 있거나 걷지 말아야 하며 굽이 높은 신발보다 낮은 신발을 신어야 한다.

 자기 점검을 할 수 있는 체크 포인트를 작성한 후, 코멘트를 통해 잘못 알고 있었던 부분 또는 혼동되었던 부분을 다시 한 번 바로잡아보자.

산후 질환을 극복하고 관리하기 위한 요소들

1. 산후 질환 관리를 위해 노력하고 있는가?
- 평소에 주로 어떠한 자세로 누워있는가?
- 노폐물을 빼기 위해 어떠한 노력을 하고 있는가?
- 소독과 좌욕을 지속적으로 실시하는가?

기억하기

산후 질환은 엄마 스스로의 노력 및 관리를 통해서도 쉽게 예방할 수 있다.

- 자궁 후굴과 자궁 측굴을 막기 위해 한쪽으로만 눕지 말고, 왼쪽과 오른쪽을 번갈아 가며 눕고, 종종 엎드리는 자세도 취해야 한다.
- 산후 어혈과 부종을 막기 위해 땀을 내어 어혈과 독소를 밖으로 내보내야 한다.
- 겨드랑이를 밀어 주는 마사지를 해주면 부유방, 유선염을 회복시켜

줄 수 있다.
- 회음부 소독을 잘해 주고 좌욕 등으로 관리하면 산욕열을 막을 수 있다.

2. 산후 관절통은 어떻게 관리해야 할까?

- 관절통 증상이 나타나고 있는가?
- 현재 스트레칭이나 유산소 운동을 하는가?

기억하기

산후 관절통에는 조기 치료 및 운동을 통한 예방이 필요하다.
- 짐볼이나 소도구를 이용한 골반 스트레칭을 한다.
- 가벼운 유산소 운동을 매일 30분 이상 한다.
- 자세를 교정하고 근력운동을 꾸준히 한다.

3. 몸이 서서히 회복되고 있는가?

- 출산 3~4일 후 회음부는 잘 아물었는가?
- 혈액의 헤모글로빈 수치는 정상12~15g/100cc 으로 돌아 왔는가?

기억하기

기본적인 신체 관리를 위해 다음과 같은 습관을 들여야 한다.

- 출산 후 글자가 작은 책은 안 읽는 것이 좋고, 렌즈 착용도 피한다.
- 출산 일주일 후에도 회음부의 통증이 지속되면 염증이 생긴 것이므로 병원을 찾는다.
- 치질이 생기면 약 40℃ 정도의 온수로 하루 2~3회, 1회 10~15분씩 엉덩이를 담그고 항문 근육의 수축과 이완을 반복한다.
- 요실금을 관리하려면 케겔 운동을 해주는 것이 좋다.

4. 세부 신체 부위의 관리를 어떻게 하는가?

- 스트레칭특히 수유 이후을 수시로 하는가?
- 손에 힘쓰는 일을 할 때 관절 건강을 상기하며 주의하는가?

기억하기

특정 신체 부위 관리를 위해 다음과 같은 사항을 주의해야 한다.

- 발 건강을 위해 족욕을 자주 해주고, 장시간 서 있거나 걷지 말고 굽이 낮은 신발을 신도록 한다.
- 골반 건강을 위해 좌식 생활보다는 소파나 침대 생활을 하고 쪼그리고 앉는 자세를 피한다.
- 목, 어깨, 허리를 자주 찜질해 주고 수시로 스트레칭을 해준다.
- 손에 심하게 힘을 주지 않는다손으로 유축 할 때, 행주 등을 빨 때.

Tip
쉬는 시간
읽을거리

산후 우울증에 관하여

산후 우울증의 대표 증상은 다음과 같다.
- 삶에 대한 흥미가 없고 의욕이 안 생긴다.
- 식욕이 없고 잠도 잘 오지 않으며 쉽게 깬다(혹은 평소보다 많이 잔다).
- 자꾸 눈물이 나고, 죄책감 등이 생긴다.
- 불안감이 들거나 화가 자주 난다.
- 체중 변화가 심하다(감소 및 증가).

한편 이러한 증상이 있다면 다음과 같은 노력을 병행해야 한다.
- 함께 이야기할 수 있는 사람을 찾아 솔직한 이야기를 나눈다.
- 육아나 집안일을 도와줄 수 있는 사람을 찾아 도움을 청한다.
- 충분한 휴식을 갖고 하루에 10분 정도라도 자신만을 위해 할 수 있는 일을 찾는다.
- 일기 등을 간단히 쓰면서 자신의 솔직한 생각이나 감정을 기록해 두도록 한다(이후에 상태가 좋아졌다고 여겨지면 글을 보고 회복되고 있음을 인식한다).

3교시
추가적인 산후 관리 및 산후 운동

수·업·목·표

1. 산후조리원, 산후조리사 선택 시 알아야 할 지침에 대해 살펴보자.
2. 산후에 검사해야 할 사항에 대해 살펴보자.
3. 산후에 스스로 할 수 있는 간단한 운동 방법을 살펴보자.

출산하고 나면 엄마 스스로 할 수 없는 것이 많아진다. 마음으로는 혼자서 다 해낼 수 있을 것 같지만 회복을 위해서라도 다른 사람의 도움을 받아야 한다. 그런 차원에서 요즘에는 산후조리원, 산후조리사를 통한 다양한 서비스가 활성화되어있다. 그만큼 산후조리에 효과적인 환경이 마련되어 있는 것이다. 따라서 엄마는 산후조리를 최대한 잘 할 수 있는 산후조리원이나 산후조리사를 신중하게 선택하고 관리를 받아야 한다.

그밖에도 병원에서 시행하는 다양한 산후 검사를 받아야 한다. 산전에는 여러 검사를 받았으면서도 정작 산후 검사는 신경 안 쓰는 엄마들이 많은데, 출산 후 건강을 위해서는 산후 검사가 반드시 필요하다. 더 나아가 출산한 지 이틀 후부터 간단한 운동을 함으로써, 신체 회복을 위해 노력해야 한다.

그런 의미에서 이번에는 산후조리원, 산후조리사, 병원 등을 통해 관리를 받아야 할 내용과 선택할 때 주의해야 할 내용을 배우게 될 것이다. 또한 여기에 추가하여 스스로 관리해야 할 운동에 대해서도 간단히 살펴보겠다.

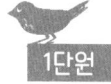

1단원 산후조리원, 산후조리사의 선택시 알아야 할 것들

1 ∘ 산후조리원

첫째, 산후조리원은 안전하고 조용한 곳을 일차적으로 택해야 한다. 주변 소음이 심한 곳은 아닌지, 화재를 대비한 시스템이 잘 갖추어져 있는지, 화재경보시스템 설치 유무는 물론 화재보험 가입 여부에 대해서도 살피는 것이 좋다.

둘째, 화장실과 샤워실, 좌욕실의 시설 및 서비스가 어떠한지, 실내 온도는 대략 24~27℃로 유지되는지, 채광이나 환기가 잘 되는 곳인지, 이중창에 커튼이 있는지, 청소는 하루에 1~2회 하는지 등을 살펴야 한다.

여기에 모유 수유를 위해 많은 도움을 주고 있는지, 전문 영양사에 의해 산후 회복을 위한 식단 제공이 잘 이루어지는지, 음식 재료는 품질이 좋은 것으로 구매하는지 등도 알아보아야 한다.

셋째, 신생아를 위한 위생 및 의료 관리가 잘 이루어지는지 체크해야 하는데 전문 간호사가 24시간 상주하는지를 비롯하여 신생아실 소독이 잘 이루어지는지, 2차 감염을 예방하기 위해 노력하는지, 응급 시에 어떻게 의료 서비스가 시행되는지, 전문 병원(산부인과, 소아청소년과)과 연계되고 있는지, 젖병 관리가 어떤지, 손 소독을 의무로 하는지 등도 살펴야 한다. 그밖에도 엄마와 아기가 입는 옷이나 침구, 수건 등의 청결 여부와 살균 시스템을 잘 체크해야 한다.

2 ∞ 산후도우미

산후조리원에서 2주 정도 지내다가 집에 오면 산후도우미의 돌봄을 받게 된다. 물론 때에 따라서는 처음부터 산후도우미의 돌봄을 받는 경우도 있다. 일차적으로 산후도우미가 하는 일은 신생아 돌보기를 비롯하여 엄마의 식사, 좌욕, 방관리 등이다. 물론 추가 비용을 내면 집안 살림 일부도 도와줄 수 있다.

또한 산후도우미는 출퇴근형, 입주형, 혼합형으로 나뉘는데 대개 출퇴근형은 오전 9시부터 오후 6시까지 하고, 입주형은 집에 함께 있으면서 서비스를 제공한다. 이렇게 산후도우미의 도움을 받을 경우 산후조리원처럼 전문적이고 체계화된 관리는 부족하나 비교적 저렴한 비용으로 도움을 받을 수 있다.

한편 산후도우미를 택할 때도 검토해야 할 부분이 많은데 기본적으로 도우미의 인적 사항이나 전문성을 살펴야 한다. 도우미를 제공하는 업체에 나와 있는 교육 내용이나 서비스 내용, 경력 등을 잘 살피도록 한다. 여기에 건강 상태나 신원도 확인하는 것이 좋다. 대부분 도우미의 건강진단서와 신원보증서를 제공하지만 그렇지 않을 경우 개인적으로라도 철저하게 확인하는 것이 좋다.

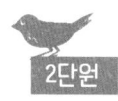 **2단원** 산후 검사에는 대표적으로 어떤 것들이 있는가?

1 ∞ 내진

출산 후 검사는 산전 검사만큼이나 중요하며, 특별한 질환이 없더라도 검사를 진행하는 것이 좋다. 우선 출산 후 내진을 받아야 한다. 내진은 질 안을 검사하면서 자궁 크기가 원래의 크기로 돌아왔는지, 회음부 절개 부위가 잘 아물었는지, 난소 양쪽이 정상적으로 있는지를 검사하는 것이다.

특히 출산 후 모유 수유를 시작하면 여성호르몬에 해당하는 에스트로겐이 임신 전보다 억제되는데 이때 자궁이 위축되거나 탄력이 없어질 수 있고 세균 감염이 되기 쉬운 상태에 이를 수 있다. 따라서 내진을 통해 질 분비물을 검사하여 감염 여부를 확인해야 한다.

2 ○○ 골반 초음파 검사

골반 초음파 검사는 자궁과 주변 조직의 회복이 정상적으로 이루어지고 있는지 확인하는 검사다. 일반적으로 출산 후 6주 정도가 지나면 태반이 떨어진 자리가 완전히 회복되는데 간혹 태반의 일부가 남기도 한다. 이 경우 그 부위 자궁벽에서 출혈이 될 수도 있고 염증이 생겨 붉은 빛의 분비물이 나올 수 있다. 따라서 골반 초음파로 태반이 잘 떨어졌는지를 확인할 필요가 있다. 참고로 이 검사는 배 위에서 하는 골반강 초음파와 질에 삽입해서 보는 질식 초음파로 나뉜다.

3 ○○ 소변 검사

출산 시 회음부 절개를 하는데 이 절개 때문에 나중에 회음부 주변 근육이 약해질 수 있고 이것은 요도염, 방광염을 일으킬 수 있다. 만약 갑자기 소변을 보는 횟수가 많아지거나 잔뇨감이 심해진다면 소변 검사를 해보는 것이 좋다. 또한 소변을 볼 때 통증이 느껴지는 경우에도 소변 검사를 해야 한다.

4 ○○ 관절염 검사

출산 후에는 관절이 느슨해지면서 관절염이 생길 수 있다. 여기에 체중이 증가하면 상태는 더 심해질 수 있다. 따라서 임신과 출산으로 약해진 관절이 원래의 정상인 상태로 돌아왔는지를 확인해야 한다. 특히 임신 기간이나 출산 후에 무릎 통증이 심했다면 검사해야 하는데, 퇴행성 관절염, 류머티즘 관절염 등 해당하는 증상에 따라 혈액 검사와 엑스레이 검사를 해야 한다.

5○○ 골밀도 검사

출산 후에는 뼈가 약해지는데 이것은 나중에 골다공증으로 이어질 수 있다. 따라서 특정 부위 뼈의 양을 측정하는 검사를 해야 한다. 여기서 뼈의 양을 골밀도라는 지표로 측정하게 되는데 정상인의 골밀도와 비교하여 뼈의 양이 얼마나 감소되었는지를 확인하게 된다.

6○○ 자궁경부암 검사

출산 시 막혀 있던 자궁경부가 10cm가량 확장되었다가 다시 정상적으로 돌아오게 된다. 이때 심한 자극을 받게 되므로 자칫하면 암이 생길 수 있다. 특히 자궁경부암은 여성들에게 나타나는 암 중에서도 발병률이 높기 때문에 출산 후 반드시 검사를 하여 조기 발견이 가능하도록 해야 한다. 또한 이 검사는 한 번만으로 끝내지 말고 매년 정기적으로 검진을 받아야 한다.

7 ∘∘ 산후 응급상황

출산 후 나타나는 다양한 증상과 변화가 있는데, 반드시 응급상태로 여겨야 할 것들이 있다. 우선 출산 후 38℃ 이상 고열이 나면 바로 병원을 찾아야 한다. 또한 질 분비물에서 심한 악취가 나거나 회음부가 심하게 뜨거운 경우, 오로와 별개로 하혈이 심할 경우혹은 핏덩어리가 나올 경우에도 병원을 찾아야 한다. 그뿐만 아니라 유방 통증이 심하거나 유방에 열이 날 경우, 빨개지거나 딱딱해진 부위가 생길 경우에도 병원에 바로 가야 한다.

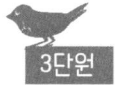

3단원 시기별 산후 운동은 어떻게 해야 하는가?

1 ∘∘ 출산 후 3일째 운동

a. 전신 휴식 운동

바닥에 등을 댄 후에 두 팔을 머리 위로 뻗고, 다리도 발끝까지 쭉 뻗는다. 그리고는 다섯까지 세면서 몸을 이완하여 휴식을 취한다. 이 동작을 5~20회 반복한다하루 세 번 실시.

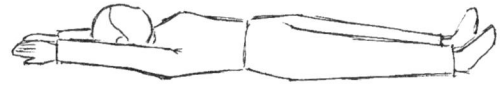

b. 머리 일으키기 운동

우선 한 손을 배 위에 올려놓은 상태에서 누워있다가 머리를 천천히 들면서 턱이 가슴에 닿게 한다. 다음으로 배 위의 손을 보면서 5~20회 정도 복식호흡을 한다(하루 세 번 실시).

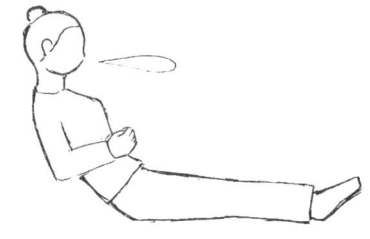

c. 발목 운동

먼저 발가락도 굽혔다 폈다 하다가 좌우로 회전시킨다. 다음으로 발끝을 펴고 발바닥을 마주 보게 한 후에 발끝을 안쪽으로 굽혔다 폈다를 한다. 20회씩 한다(하루 세 번 실시한다).

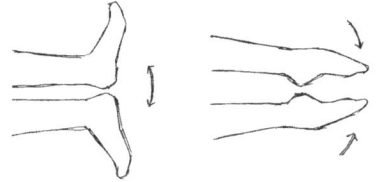

2 ∘∘ 출산 후 5일째부터

a. 어깨 상하운동

허리를 곧게 편 채로 팔짱을 끼고, 두 팔을 어깨선까지 올린

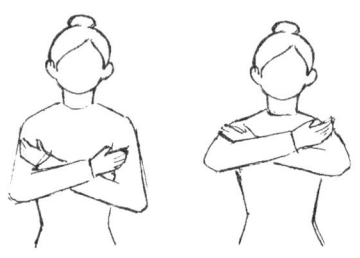

다음 올렸다 내렸다를 한다. 이 동작을 20회 반복한다하루 세 번 실시.

b. 골반과 항문 운동

바닥에 누운 상태에서 무릎을 나란히 세운다. 1일 3회 정도 항문의 수축과 이완 운동을 한다. 한 번에 20회 정도 수축, 이완하도록 한다하루 세 번 실시.

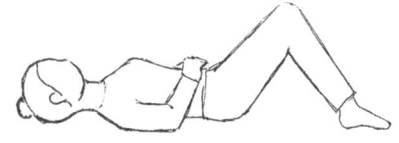

3 ○○ 출산 후 6일째부터

a. 다리 상하운동

등을 바닥에 댄 후에 다리를 쭉 편다. 그다음 한쪽 다리를 수직으로 올리고 올린 다리를 서서히 내린다. 이때 복부 근육을 사용해야 하며 손은 움직이지 않게 해준다. 이 동작을 두 다리 번갈아 5회 실시한다하루 세 번 실시.

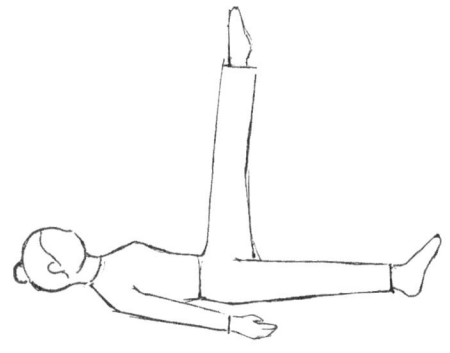

b. 상반신 일으키기 운동

바닥에 반듯이 누워 무릎을 올리고 두 팔을 나란히 편다. 이 상태에서 힘 있게 앞으로 가져가듯이 리듬감 있게 상체를 일으킨다. 그다음으로 다리를 쭉 펴고 상반신을 일으킨다. 이때 발목이 움직이지 않게 한다. 이 동작을 5회 반복한다 하루 세 번 실시.

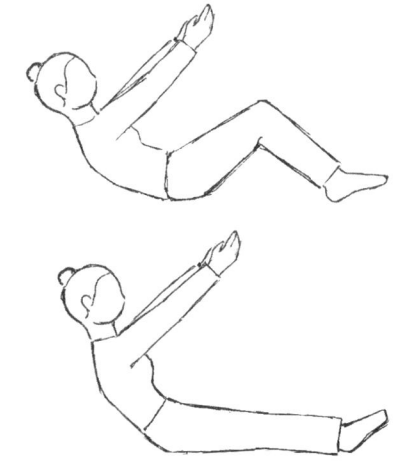

4 ○○ 출산 후 7일째부터

a. 누워서 무릎 굽히기 운동

누운 상태에서 오른쪽 무릎을 올려 허벅다리는 배에 닿도록 하고 발은 엉덩이에 닿게 한다. 다음으로 다리를 쭉 펴서 아래로 내린다. 이 동작을 두 다리 교대로 하며, 각 5회 반복한다 하루 세 번 실시.

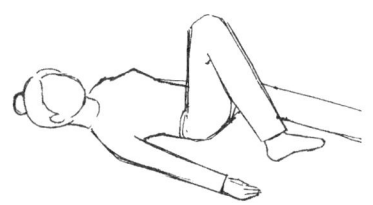

b. 윗몸 일으키기 운동

가슴 앞에 양팔을 모은 상태에서 누운 후 머리와 어깨를 들어 바로 앉는다. 같은 동작을 몇 차례 반복한다. 이 방법이 쉬워지면 나중에는 양손을 머리 뒤에 댄 상태에서 똑같은 동작을 5회 반복한다 하루 세 번 실시.

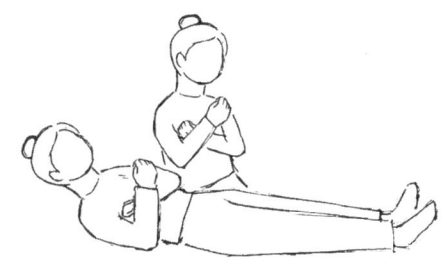

c. 상반신 굽히기 운동

똑바로 선 자세에서 숨을 내쉬면서 무릎의 힘을 약간 빼고 상반신을 앞으로 굽힌다. 이 상태에서 손끝을 바닥에 댄 후 다시 원래 상태로 천천히 몸을 일으킨다. 5회 반복한다 하루 세 번 실시.

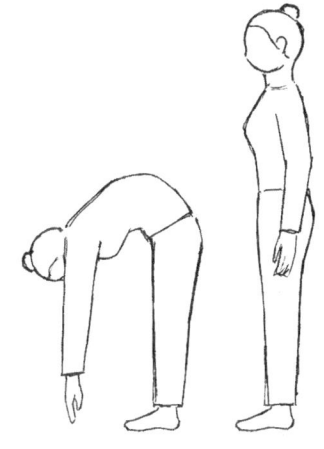

출산 후 3일째부터 7일째까지 실시했던 운동을 지속적으로 이어간다.

자기 점검을 할 수 있는 체크 포인트를 작성한 후, 코멘트를 통해 잘못 알고 있었던 부분 또는 혼동되었던 부분을 다시 한 번 바로잡아보자.

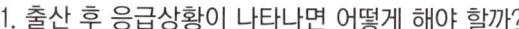

지속적인 산후 건강관리를 위한 최소한의 지침

1. 출산 후 응급상황이 나타나면 어떻게 해야 할까?

심한 열이 난 적이 있는가?

하혈이나 회음부의 불편함을 경험한 적이 있는가?

질 분비물의 악취가 나거나 유방의 통증이 느껴진 적이 있는가?

:기억하기:

다음의 증상이 나타나면 응급 상태라고 할 수 있다.

- 출산 후 38℃ 이상 고열이 날 때.
- 회음부가 심하게 뜨겁거나 질 분비물에서 심한 악취가 날 때.
- 오로와 별개로 하혈이 심할 때 혹은 핏덩어리가 나올 경우.
- 유방 통증이 심하거나 열이 날 때 혹은 빨개지거나 딱딱해진 부위가 생길 때.

2. 출산 후 건강을 위해 검사를 철저히 하고 있는가?

- 어떠한 산후 검사를 받았는가?
- 추가로 받아야 할 검사는 없는가?

기억하기

산후 증상이 큰 병으로 이어지지 않으려면 다음의 검사를 받아야 한다.

- 내진: 질 분비물을 검사하여 감염 여부를 확인해야 한다.
- 골반 초음파 검사: 자궁과 주변 조직의 회복이 이루어지고 있는지 확인한다.
- 소변 검사: 요도염, 방광염 여부를 확인하기 위해 통증 시 소변 검사를 해야 한다.
- 관절염 검사: 약해진 관절이 원래의 정상인의 상태로 돌아왔는지를 검사해야 한다.
- 골밀도 검사: 정상인의 골밀도와 비교하여 뼈의 양이 얼마나 감소되었는지를 확인해야 한다.
- 자궁경부암 검사: 출산 시 자궁의 심한 자극으로 인해 암이 생길 수 있으므로 지속적으로 검사해야 한다.

3. 산후 운동을 시행하고 있는가?
- 출산 후 개인적으로 실시하는 운동간단한에는 어떤 것이 있는가?
- 시기에 따라 운동의 종류를 바꾸고 있는가?

기억하기

출산 후 3일째부터 서서히 간단한 운동을 반복해 준다.

- 3일째부터는 전신 휴식 운동, 머리 일으키기 운동, 발목 운동을 한다.
- 5일째부터는 어깨 상하운동, 골반과 항문 운동을 한다.
- 6일째부터는 다리 상하운동, 상반신 일으키기 운동을 한다.
- 7일째부터는 누워서 무릎 굽히기 운동, 윗몸일으키기 운동, 상반신 굽히기 운동을 한다.

Tip 쉬는 시간 읽을거리

산후 운동은 왜 중요할까

임신에서 출산하기까지 복부 쪽의 골반 근육은 급격히 늘어난다. 문제는 이것이 출산 후에도 지속된다는 사실이다. 이 근육을 수축시켜야 하는데 자연스럽게 수축이 일어나기도 하지만 산후 운동을 통해 더욱 효과적으로 수축이 이루어질 수 있다

한편 산후 운동은 출산 후 3일째부터 시작하는 것이 엄마들을 가까이에서 본 경험상 보편적이다. 처음 시작할 때는 매우 가벼운 동작으로 간단하게 시행해야 하며 시기에 따라 횟수와 강도를 높이면 된다. 단, 난산이거나 제왕절개를 했다면 의사와 상담 후 시행해야 하며, 열이 있거

나 회음부 통증이 심할 경우에는 운동을 자제하는 것이 좋다. 이런 상황에서는 완전히 회복된 후에 서서히 시작하도록 한다.

〈케겔 운동〉

질 주위 근육을 조였다 폈다를 반복하는 골반 근육 강화 운동으로 순산에 필수적인 동작이며 산후 요실금 예방에 도움이 된다. 출산 후 회음부 상처가 아물면 항문 조이기와 병행하여 해보자 빠른 회복을 가져온다.

케겔 운동은 1940년대 미국 산부인과 의사 아놀드 케겔Arnold H. Kegel이 질 근육의 힘을 향상시켜 요실금을 치료하기 위해 개발한 운동이다. 근래에 들어와 이 운동이 질 근육을 강화하고 성감을 촉진시키는 데 효과가 있다고 밝혀지면서 유명해졌다. 또한 가장 쉽게 할 수 있는 운동으로 소변볼 때 잠깐씩 끊었다 보는 것을 반복하면서 어디에 힘을 주어야 하는지 느끼는 것이다.

케겔 운동은 3단계로 나누어진다. 1단계는 소변을 참을 때를 연상하며 질을 1초 동안 수축했다가 긴장을 푸는 것을 반복하다가 익숙해지면 2단계로 넘어가 5~10초 동안 수축했다가 긴장을 푸는 것을 반복한다. 그다음 3단계에선 질의 근육을 마치 질이 물을 빨아올리듯이 뒤에서 앞으로 수축하고 다시 물을 내뱉듯이 풀어 준다. 케겔 운동은 운동을 하고 있다는 것을 옆 사람조차 모르는 운동이므로 언제 어디서나 할 수 있는 간편한 운동이므로 평생 틈틈이 해주면 좋다.

네 번째

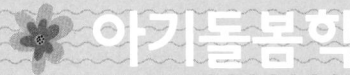 아기돌봄학

1교시
신생아에 대해 이해하기

수·업·목·표

1. 신생아의 기본적인 특성에 대해 살펴보자.
2. 신생아의 자세 관리 방법에 대해 살펴보자.
3. 신생아의 특별하게 유의해야 할 사항에 대해 살펴보자.

오랜 기간 품고 있던 태아가 세상에 첫발을 내딛는 순간, 엄마는 그 어떤 상황에서도 느끼지 못했던 경이로움을 느끼게 된다. 한 생명이 새 출발을 하는 것에 대한 벅찬 감동과 엄마로서 새로운 인생을 살게 되었다는 특별한 사명감이 교차하기 때문이다.

하지만 이런 벅찬 감동과 더불어 찾아오는 것이 신생아 관리에 대한 부담감이다. 작디작은 한 생명을 건강하게 양육하기는 결코 만만한 일이 아니기 때문이다. 심지어 목조차 가누지 못하는 가장 연약한 신생아를 안아주는 것부터가 어쩌면 어렵게 다가올 수 있다. 그밖에도 아기를 제대로 다루지 못해 문제가 생기는 것은 아닌지, 아기가 시기에 맞게 건강히 잘 클 수 있을지, 엄마의 실수로 아기가 다치지는 않을지 온갖 고민이 함께 밀려오게 된다.

하지만 그토록 특별한 마음으로 아기에게 다가서는 것부터가 아기를 잘 키울 수 있는 가능성을 이미 소유하고 있음을 시사한다. 사랑에서 비롯된 이러한 부담감을 안고 아기를 바라볼 수 있는 엄마는 그 사랑만큼이나 아기를 잘 돌볼 수 있기 때문이다.

물론 갓 태어난 아기에 대한 이해와 아기를 돌보는 기본적인 방법에 대해서는 많은 도움이 필요하고 공부도 해야 한다. 따라서 여기서는 방금 태어난 소중한 아기가 어떤 상태에 있고 기본적으로 어떻게 돌봐야 할지를 배워보도록 한다.

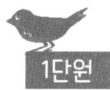

1단원 신생아의 기본적인 특성은 무엇인가?

1 ∘∘ 신생아의 심리상태

세상에서 가장 편안했던 엄마의 배 속을 떠나는 순간부터 아기들은 크고 다양한 변화를 맞이하게 된다. 무엇보다 엄마의 몸 밖으로 나오게 되면서 분리불안 상태를 경험하게 된다. 이를 최소화하기 위해서는 엄마의 목소리를 들려주고 엄마의 냄새를 맡을 수 있게 해주어야 한다. 분유 수유 시 참고 사항으로 언급했듯이 아기는 엄마의 체온, 심박 수, 혈압,

코르티솔, 옥시토신 수치에 반응하기 때문이다.

참고로 아기의 불안감을 최소화하는 데 도움이 되는 가장 효과적인 방법이 캥거루 케어다. 이 방법은 캥거루가 새끼를 육아낭에 넣어 키우는 것에서 착안한 것으로 엄마는 상의를 입지 않거나 앞 트임이 있는 옷에 단추를 다 풀어 둔 다음 편안히 눕고, 아기는 기저귀를 제외한 옷을 다 벗긴 상태에서 엄마의 가슴 위에 올려 살과 살을 맞대어 꼭 껴안는 것이다. 이때 애정을 듬뿍 담아 쓰다듬으며 사랑과 관심을 철저하게 보여 주어야 한다.

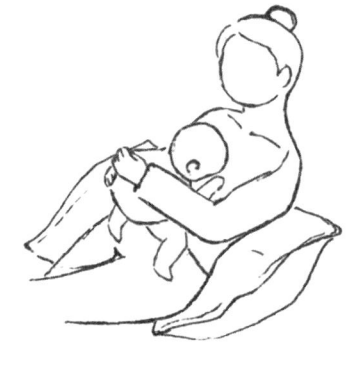

〈캥거루 케어〉

2 ∞ 신생아의 일반적인 특징

이제 막 태어난 신생아의 체중은 대부분 2.6~4.0kg이며, 신장은 대략 50cm, 두위머리둘레는 34cm, 흉위가슴둘레는 33cm 정도다. 그런데 기본적으로 생후 3~4일간은 이 몸무게에서 5~10% 정도 감소하기 때문에 체중이 줄었다고 해서 걱정할 필요가 없다. 생후 10일 전후가 되면 출생 당시의 체중을 자연히 회복하게 된다.

한편 이 시기에 호흡은 분당 30~40회 정도며, 심장 박동은 분당

120~160회 정도다. 체온은 외부 영향을 많이 받기는 하지만 대략 36.5~37.5℃를 유지하며, 시각은 20~40cm 거리에 있는 것까지 볼 수 있다. 그러다가 1개월 후가 되면 약 90cm 정도 거리에 위치한 물체도 희미하게 보게 된다. 물론 시각이 아직 다 발달하지 않았기 때문에 두 눈이 몰리는 현상 가성사시이 나타나기도 한다. 또한 이때는 사람의 얼굴에 가장 흥미를 갖게 되고 3개월부터는 색깔을 구분하게 된다.

그 밖의 다른 감각도 발달하는데 신생아기에 가장 많이 발달하는 것은 청각, 미각, 후각이며 촉각은 주로 입술과 혀 중심의 감각 위주로 발달한다. 이 시기에는 손가락과 발가락 끝을 자주 눌러 주고 몸을 토닥여주며 캥거루 케어 모습처럼 따뜻하게 안아주어 분리불안을 최소화해 주어야 한다.

3 ∘∘ 신생아 머리에 나타나는 특징

신생아의 머리는 특별히 주의해서 만져야 한다. 이 시기에는 아직 대천문과 소천문이 닫히지 않았기 때문이다. 대천문은 이마와 정수리 사이에 있는 마름모꼴의 물렁물렁한 부분으로 생후 14~18개월 정도에 닫히며, 소천문은 대천문 뒤쪽에 있는 것으로 생후 6~8주에 닫힌다. 따라서 머리를 세게 쓰다듬지 않도록 주의하고 다른 곳에 부딪히지 않도록 해야 한다.

머리숱은 아기마다 많은 차이를 보이는데 태어나자마자 머리카락이 새까맣게 많이 자라있는 아기가 있는가 하면 머리숱이 거의 없는 아기도 있다. 참고로 태어날 때부터 자라있는 배냇머리는 100일이 지나면서부터 서서히 빠지기 시작하며 돌 무렵이 될 때 새로운 머리카락이 자라게 된다.

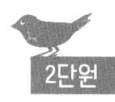 **2단원** 신생아의 자세는 어떠해야 하는가?

1 ∞ 신생아의 잠자는 자세

신생아를 재우는 방법에는 기본적으로 바로 눕혀서 재우는 방법과 엎어서 재우는 방법이 있는데 이 두 가지를 보완한 것으로 옆으로 재우는 방법도 있다. 무엇보다 옆으로 재울 때는 구토 시 기도가 막히는 것과 돌연사를 예방할 수 있다. 바로 재우면 구토 시 토사물이 기도를 막을 수 있고, 엎어 재우면 코를 막아 호흡을 하지 못 해 질식사할 수 있기 때문이다.

또한 옆으로 재우면 납작 머리 방지에 도움이 된다. 참고로 부모의 머리가 짱구 머리인 경우, 뒷머리가 납작한 아기도 7~8세가 되면 머리 모양이 예쁘게 변한다. 하지만 그렇지 못한 부모의 아기일지라도 오른쪽과 왼쪽으로 돌려가며 눕히면 후천적으로 머리 모양을 예쁘게 만들 수 있고 뒷머리가 납작한 두부 기형을 막을 수 있다. 그뿐만 아니라 아기를 옆으로 돌려 재우면 후두에 자극이 줄어들어 가래 끓는 소리도 덜 나게 된다.

2 ∞ 신생아의 노는 자세

신생아를 재울 때 바로 눕혀 재우거나 옆으로 돌려서 재우는 경우가 많은데 엎어 재우면 호흡을 하지 못해 질식사할 수 있기 때문이다. 그러나 운동 발달장애를 보이는 아기의 수가 점점 많아짐에 따라 아기가 깨어 있을 때는 엄마가 지켜보는 가운데 일정 시간 엎드려 지내게 하는 것이 중요하다. 단, 바닥에 엎드리는 것을 힘들어하는 아기는 엄마의 무릎 위에 엎드리게 하거나 엎드린 상태로 안아주어도 좋다.

엄마가 보는 가운데 일찍부터 조금씩 엎드려서 놀게 한 아기는 그렇지 않은 아기보다 운동신경이 더 잘 발달한다. 엎드려 있다는 것은 아무도 알아차리지 못할 뿐 운동을 하고 있는 것이기 때문이다. 따라서 이런 운동을 한 아기들은 빨리 앉고 기고 일어서게 된다.

무엇보다 상체에 압력이 가해지면서 호흡기관이 팽창하여 호흡 운동까지 되므로 나중에 말하고 발음하는 데에도 유익하다. 또한 아기가 엎드려 있는 동안은 비교적 힘들지만 상체를 올리고 내리는 과정에서 복근 운동이 되며, 목부터 어깨와 팔 등 아기의 상반신 전체를 발달시키는 데에도 도움이 된다.

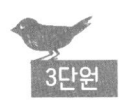 **3단원** 신생아 관리와 관련하여 주의할 사항은 무엇인가?

1 ∘ 신생아 체온 유지

　신생아는 피부가 얇고 피부밑 지방층도 얇기 때문에 주변 온도에 영향을 쉽게 받는다. 기본적으로 어른들에게는 갈색지방층이 있어 더우면 땀구멍을 열어 땀을 내어 체온을 떨어트리고 추우면 땀구멍을 닫아 체온을 빼앗기지 않으려 하는 체온 조절 능력이 있지만, 아기들은 갈색 지방층이 없어서 주변 온도에 쉽게 영향을 받기 때문에 추위로 인한 저체온증이 오지 않도록 주의해야 한다.

　따라서 기본적으로 실내 온도를 24~26℃로 맞추어 손발을 따뜻하게 해주어야 하며, 22℃ 이하로 내려가거나 28℃ 이상 올라가지 않게 해야 한다.

　한편 아기는 좁은 엄마 배 속에서 꼭 끼어 지냈기 때문에 갑자기 팔과 다리를 자유롭게 해주면 너무 달라진 환경 때문에 깜짝깜짝 놀라게 된다. 더 나아가 불안하여 젖을 먹지 못하고 잠도 잘 자지 않는다. 따라서 엄마 배 속에서 나와 세상에 적응하는 과도기 단계의 4주간 동안은 속싸개도 싸주어야 한다. 단, 계속 속싸개로 싸고 있으면 답답할 수 있으므로 아기가 젖을 먹기 전이나 기저귀를 갈아 줄 때 속싸개를 풀어 주도록 한다. 이때 팔과 다리를 주물러주고 쓸어 주면 혈액 순환에 도움이 된다.

2 ◦◦ 신생아의 배꼽 소독

탯줄이 떨어지는 시기는 아기마다 다르다. 보통 생후 1~2주 사이에 떨어지지만 빠른 경우는 4~5일에 떨어지기도 하고, 늦으면 3주가 지나야 떨어지기도 한다. 이렇게 차이가 나는 이유는 탯줄의 굵기와 건조 상태 때문인데 두꺼운 탯줄은 늦게 말라서 떨어지는 시간이 오래 걸리고 얇은 탯줄은 빨리 말라 일찍 떨어진다. 그러나 배꼽은 늦어도 4주 안에는 떨어져야 하며, 1개월이 지나도 떨어지지 않는 경우는 면역력이 약해서 늦게 떨어지는 것이므로 검사를 해야 한다.

한편 배꼽이 떨어져 완전히 아물 때까지 소독을 계속해 주어야 하는데, 이때 휘발성이 아닌 소독약들은 배꼽이 잘 마르지 않기 때문에 70%가 알코올인 소독약을 사용해야 한다. 알코올은 휘발성이라 소독과 건조가 잘 되어 신생아 배꼽 소독에 적당하다.

소독하는 방법으로는 일단 배냇저고리는 접어 올려 배꼽이 보이게 하고 기저귀는 배꼽 아래로 채운 뒤 소독된 면봉이나 솜에 알코올을 묻힌 다음, 배꼽 주변 3cm 정도를 알코올로 꼼꼼하게 닦아준 뒤 부채질해 주어 빨리 마르게 한다. 배꼽이 떨어진 후 10일 정도를 더 관리해 주었는데도 배꼽 주위가 빨갛게 부어오르거나 배꼽의 밑둥에 종기가 생기면 소아청소년과 진료를 받아야 한다.

참고로 배꼽이 떨어진 곳에 혈관이 남아 있는 것을 육아종이라 부른다. 특히 이때는 배꼽이 떨어진 후에도 계속 진물이 나올 수 있다. 육아

종은 잘 말려 주기만 하여도 대부분 없어지지만, 그렇지 않은 경우 소아청소년과에 가면 질산은 용액10%으로 아주 간단히 지져준다.

3 ∘∘ 막힌 코 뚫어 주기

신생아의 코는 매우 작기 때문에 막혔을 때 당황하기 쉽다. 이때 코안에 생리식염수나 정수기 물을 한두 방울 넣어 1~2분 동안 코딱지를 부풀려 코끝을 넓힌 뒤 면봉으로 빼면 된다.

그러나 이것이 쉽지 않을 때에는 약국에서 코 흡입기를 사서 빨아내는 방법도 있다. 뾰족한 부분은 아기 코에, 넓은 부분은 엄마가 입을 대고 빨아 당기면 코딱지가 나온다. 코점막에 상처가 잘 생기는 아기는 면봉에 바셀린을 발라 콧속을 닦아주면 코안 점막을 보호할 수 있다.

자기 점검을 할 수 있는 체크 포인트를 작성한 후, 코멘트를 통해 잘못 알고 있었던 부분 또는 혼동되었던 부분을 다시 한 번 바로잡아보자.

주의해야 할 신생아 관리

1. 신생아의 신체적 상태는 어떠한가?
   - 출생 직후 몸무게는 몇 kg인가?
   - 출생 직후 신장은 몇 cm인가?
   - 두위와 흉위는 몇 cm인가?
   - 평균 체온은 몇 ℃인가?

기억하기

일반적으로 갓 태어난 신생아의 특징을 가지고 있는지 확인해 보도록 한다.

- 신체적 특징: 체중은 대부분 2.6~4.0kg며, 신장은 대략 50cm, 두위는 34cm, 흉위는 33cm 정도다.
- 호흡: 분당 30~40회 정도다.
- 심장 박동: 분당 120~160회 정도다.

- 체온: 외부적인 영향을 많이 받기는 하지만 대략 36.5~37.5℃를 유지한다.
- 시력: 20~40cm 거리에 있는 것까지 아주 희미하게 볼 수 있다.

2. 신생아의 자세는 어떻게 잡아주고 있는가?
    - 어떤 자세로 잠을 재우는가?
    - 평소에 어떤 자세로 놀게 하는가?

기억하기

재울 때는 바로 눕히거나 옆으로 재우고, 놀 때는 엎드리게 한다.
- 옆으로 재우면 돌연사를 예방할 수 있고, 구토 시 기도가 막히는 것도 막을 수 있다.
- 옆으로 재우면 납작 머리 방지에 도움이 되며 두부 기형도 막을 수 있고, 후두에 자극이 줄어들어 가래 끓는 소리도 덜 나게 된다.
- 엎드려 놀게 하면 운동신경과 호흡기관이 발달한다.

3. 신생아의 초기 위생, 체온 관리는 어떻게 하고 있는가?
    - 실내 온도는 어느 정도로 유지하는가? 최저, 최고 기온
    - 배꼽 상태는 어떠하며 소독은 어떻게 하는가?
    - 코가 막혔을 때 어떻게 해결하는가?

:::: 기억하기 ::::

아기의 체온 관리 및 배꼽 위생에 주의해야 한다.

- 실내 온도: 24~26℃로 맞추고 22℃ 이하로 내려가거나 28℃ 이상 올라가지 않게 해야 한다.
- 속싸개 활용: 출산 후 4주간은 속싸개도 싸주고 수유 전이나 기저귀를 갈 때 속싸개를 풀어 주물러준다.
- 탯줄: 1~2주일 사이에 떨어지는데 빠른 경우는 4~5일, 늦으면 3주가 더 걸리기도 한다. 그러나 4주가 지나도 떨어지지 않으면 면역력이 약해서 떨어지는 것이 늦어지는 것이므로 검사를 해야 한다.
- 배꼽 소독: 배꼽용 소독약(알코올 70%)으로 아물 때까지 소독한다.
- 코 막힘 시: 생리식염수나 정수기 물을 한두 방울 코에 넣어 부풀린 후 면봉으로 빼거나 코 흡입기를 활용한다.

Tip
쉬는 시간
읽을거리

제대혈에 관하여

근래에 들어 제대혈(탯줄혈액)에 대해 궁금해하는 사람이 많다. 특히 제대혈 보관 상품이 늘고 있는 상황에서 고가의 비용을 내고 제대혈을 보관해야 할지 말지를 고민하는 사람이 늘고 있다.

우선 제대혈의 기본적 의미를 알아보면 다음과 같다. 제대혈은 출산 시 엄마와 아기를 이어 주는 탯줄에서 채취한 혈액을 말한다. 태아는 엄마 배 속에 있을 때 모체의 태반과 연결된 탯줄을 통해서 산소와 영양분을 공급받아 생명을 유지하며 성장하는데 이 탯줄 안에 있는 혈액은 다른 혈액이 가지고 있지 않은 특성을 보유하고 있다. 구체적으로 제대혈에는 혈액세포를 만드는 조혈 줄기세포조혈모세포와 연골, 뼈, 근육, 지방, 신경 등을 만드는 간엽 줄기세포 등이 들어 있다.

그런데 이 조혈모세포를 이식하면 백혈병, 폐암, 유방암 및 소아암, 재생불량성 빈혈, 선천성 면역결핍증, 류머티스 등을 치료할 수 있다는 연구가 진행되고 있다. 또한 관절, 뼈, 각종 장기, 신경, 근육을 만들어 내는 간엽 줄기세포로는 당뇨병, 뇌졸중 등 신경계 질환, 심근경색증, 간 질환 등을 치료할 수 있도록 연구가 이루어지고 있다.

따라서 제대혈을 이용하면 태어난 아기의 유전자 치료나 백혈병, 난치병이 생겼을 때 유용하게 활용할 수 있다.

2교시
아기의 울음, 수면, 배변을 관리하는 방법

수·업·목·표
1. 아기의 울음에 대해 이해하고, 대처하는 방법에 대해 살펴보자.
2. 아기를 재우는 방법에 대해 살펴보자.
3. 아기의 배변 관련 문제를 어떻게 해결해야 할지 살펴보자.

육아를 본격적으로 시작하게 되면 예상치 못한 어려운 상황들을 맞이하게 한다. 엄밀히 말해서 어려운 상황이라기보다는 막막한 상황이라고 보는 것이 더 나을 수도 있다. 단지 육체적으로 고되고 힘들기보다 '어떻게 해야 할지'를 몰라 당황하게 되는 경우가 허다하기 때문이다.

특히 이 상황에서 당황스러움을 유발하는 가장 큰 이유는 아기가 말을 못 한다는 사실이다. 말을 하면 어디가 불편하고 무엇이 문제인지 바로 알 수 있지만 말을 하지 못한 채 그저 울기만 하기 때문에 엄마는 어떻게 대처해야 할지를 몰라 헤매게 된다. 그러나 아기의 울음에도 미세한 차이가 있고, 울음에 대처하는 방법에도 어느 정도 지침이 있기 마련이다. 따라서 울음에 대처하는 기본적인 사항을 이해하면 조금 더 쉽게 아기를 돌볼 수 있다.

그러므로 이번 시간에는 아기의 유일한 표현 수단인 '울음'에 대처하는 방법을 배우게 될 것이다. 또한 이와 더불어 아기의 수면을 어떻게 관리해야 하는지, 변비나 설사를 할 때 어떠한 대응이 필요할지를 공부하게 될 것이다.

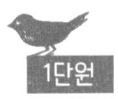
1단원 아기가 울 때 어떻게 해야 할까?

1 ○○ 아기 울음에 대한 올바른 이해

아기들이 표현할 수 있는 방법은 울음밖에 없다. 따라서 엄마는 아기 울음에 먼저 반응하거나 엄마가 옆에 있음을 알려 줌으로써 아기가 안정감을 갖도록 해주어야 한다. 이렇게 최대한 빠른 대응을 해야 아기의 욕구를 충족시켜줄 수 있다.

물론 아기가 왜 우는지 항상 알 수 있는 것은 아니다. 배고프거나, 졸리거나, 기저귀가 젖은 것 때문인지, 혹은 그 외의 다른 이유 때문인지 즉각적으로 짐작하기 어려울 수 있다. 따라서 '우리 아기 하루 생활 기록지'를 만들어 아기의 생활 리듬을 알게 되면 먹고 자는 시간과 왜 우는지를 짐작하는 데 도움이 된다.

〈우리 아기 하루 생활 기록지_ 샘플〉

시간	수유		취침	대소변	비고
	왼쪽	오른쪽			
AM 12	분	분			
AM 1	분	분			
AM 2	분	분			
AM 3	분	분			
AM 4	분	분			
AM 5	분	분			
⋮	분	분			
PM 12	분	분			
PM 1	분	분			
PM 2	분	분			
PM 3	분	분			
PM 4	분	분			
PM 5	분	분			
⋮	분	분			

년 월 일

*수유란에 표기된 '분'은 어느 쪽 젖을 몇 분 먹였는지 표기하면 된다. 만약 분유 수유일 경우에는 몇 cc 먹였는지 표기하도록 한다.

2 ∘ 아기가 우는 대표적인 이유

　아기가 우는 대표적인 이유 세 가지는 배고픔, 기저귀가 젖음, 졸림이다. 이 세 가지 원인은 우는 형태에 따라 어느 정도 짐작할 수 있다.

　우선 아기는 배가 고프거나 목이 마를 때 가장 잘 울기 때문에 아기가 울면 일차적으로 수유 시간을 체크하면서 현재 수유가 필요한지를 확인해야 한다. 그리고 배고플 때의 아기는 대부분 규칙적으로 큰 소리로 울고, 아기 입 주변에 손가락을 대보면 입을 벌려 빨려고 한다. 이때는 아기를 따뜻하게 안고서 수유를 해주면 된다.

　두 번째 아기들은 피부 감촉이 발달하여 기저귀가 젖어있으면 신경질적으로 운다. 이때는 기저귀를 바로 확인하고 갈아주면 된다.

　다음으로 잠이 올 때는 젖을 주어도 먹지 않고 소리 내며 울고, 얼굴을 비비거나 울음소리가 커졌다 작아지기를 반복한다. 이렇듯 잠이 들 시간에 힘들어하는 상태로 울고 있다면 엄마 배 속 리듬에 해당하는 심장 박동 소리에 맞춰 아기의 엉덩이를 토닥여준다. 그리고 엄마 배 속에 있을 때 느껴지던 '쉬~' 소리를 들려주며 재운다.

3 ∘ 그 밖의 우는 이유와 아기를 달래는 방법

　위의 상황 외에도 아기들은 다양한 이유로 울 수 있기 때문에 여러 가지 상황에 맞추어 대비하는 방법을 알아두어야 한다. 우선 온도 변화 때문에 울 수 있다. 갑자기 추워지거나 너워진 상황에서 아기가 운다면,

온도 변화 때문일 수도 있음을 예상해야 하는데 특히 아기는 추울 때 칭얼거리다 자는 경우가 많다. 이때 감기 예방을 위해 아기 보온과 실내 온도에 신경 써야 한다. 또한 더울 때는 아기 손과 발이 따뜻하고 얼굴이 붉어지며, 겨드랑이나 목 뒤가 땀에 젖게 되므로 이 상황에서 울기 시작한다면 실내 온도를 적정 온도로 맞추거나 속싸개가 두껍지는 않은지 확인해야 한다. 아기는 어른보다 조금 더 시원하게 해야 한다는 사실을 기억하자.

한편 특별한 이유 없이 엄마의 관심이 필요할 때 울 수 있다. 이때는 엄마 소리가 나거나 얼굴이 보이면 바로 그친다. 그만큼 아기는 눈을 떴을 때 엄마가 옆에 있어 주기를 원하며 엄마 목소리를 듣고 싶어 한다. 이러한 사실을 염두에 두면서 아기 옆에 항상 엄마가 있음을 알게 해주도록 한다.

또한 신생아는 팔과 다리가 풀어지면 불안감이 생겨 울 수 있기에 속싸개로 싸주어 엄마의 배 속 환경과 비슷하게 해주어야 한다.

다음으로 영아 산통이 생기면 울게 되는데, 이때는 갑자기 고음으로 20~30분 이상 그치지 않고 울다가 언제 그랬냐는 듯이 그치고 잠을 자게 된다._{영아 산통에 대해서는 225페이지에서 좀 더 자세히 다루도록 하겠다.}

마지막으로 몸에 이상이 생겼을 때는 힘없이 운다. 이때는 빨리 병원에 가야 한다. 특히 더 심해지면 울지도 못하고 지쳐버리므로 초기에 상황을 잘 파악하여 민첩하게 대처해야 한다.

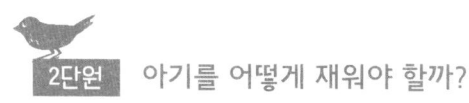
2단원 아기를 어떻게 재워야 할까?

1 ∘∘ 수유 직후에 아기를 재우는 방법

   모유나 분유를 먹인 뒤에는 아기를 곧추세워 트림을 시켜야 한다. 만약 트림을 오랫동안 하지 않으면 아기를 옆으로 눕혀 어깨를 살짝 누른 뒤 다시 시켜본다.

   다음으로 트림한 아기가 가수면 상태에 들어가면 아기를 눕혀 한쪽 손으로 팔을 잡고 엄마의 다른 쪽 손으로는 아기 등을 토닥여 준다. 이런 방법으로 아기에게 안정감을 주어 편안히 진수면 상태가 되게 한다. 한편 아기는 자면서 토할 수 있기 때문에 초반에는 등 뒤에 베개나 수건을 감아 받쳐 준다.

2 ∘∘ 밤잠 재우기

   신생아는 밤과낮 구분이 없으며 밤과 낮의 패턴을 알게 되기까지는 대략 100일 정도가 걸린다. 그러므로 100일 전 아기가 조금이라도 더 빨리 밤과 낮의 생체 리듬을 터득할 수 있도록 해주어야 엄마의 몸이 덜 피곤하고 아기도 푹 잘 수 있다.

   밤잠을 잘 재우려면 밤에 목욕을 시킨 후 기저귀는 흡수력이 좋은 것으로 채우고 옷은 편안한 면 옷을 입힌다. 그다음 하루 중 가장 충분한 수유를 하고 트림을 시킨다. 그리고 밤에는 조용하고 어둡게 해주어 낮과 정반대의 환경을 만들어 주어야 하며, 같은 곡의 수면 음악을 틀어 주면서 그 노래가 나오면 자는 시간이라는 것을 알려 주는 것이 좋다. 아기가 자다가 잠시 깨어 울게 될 경우에는 불을 켜지 말고 편안함을 느낄 수 있도록 엄마의 배 속 소리와 가깝게 '쉬~'라고 하며 토닥여 주어야 한다. 한편 개월 수에 따른 아기의 수면 시간은 다음과 같다.

〈수면 시간〉

개월 수	총 수면 시간	낮잠	밤에 깨는 횟수
4주	15~20시간	수시로	2~3회
4개월	15~20시간	수시로	1~2회
6개월	15~20시간	2~3회	0~1회
12개월	14~16시간	1~2회	0~1회

3 ∘∘ 수면을 위한 공갈 젖꼭지

수면 유도를 위해 공갈 젖꼭지를 물릴 수 있다. 간혹 공갈 젖꼭지 대신 빈 젖병을 빨리는 경우가 있는데 빈 젖병은 공기를 많이 삼켜 헛배가 부르게 하거나 먹은 것을 게워내게 하는 등 불편할 수 있다. 따라서 빈 젖병보다는 공갈 젖꼭지를 활용하는 것이 좋다.

이것은 수면을 유도하는 것은 물론 아기에게 빨고 싶어 하는 욕구를 충족시켜 줌으로써 정서적 안정감을 느끼게 하고, 손가락 습진 및 염증을 예방하며 과다한 수유 섭취량 조절과 함께 엄마에게는 육아 스트레스 감소 등의 효과를 얻게 한다.

만약 유두 혼동이 걱정되는 엄마라면 아기가 엄마의 젖꼭지를 잘 빨고 난 뒤에 사용하는 것이 좋다. 또한 균형 있는 치아 배열을 위해 영구치가 나기 전4~6세까지만 활용해야 한다. 그러나 가장 좋은 것은 1세 전, 즉 습관화되기 전에 끊어 주는 것이 바람직하다.

공갈 젖꼭지와 관련하여 가장 주의해야 할 점은 생후 6개월 이전의 아기는 면역성이 약하므로 철저히 삶고 소독하여 세균 감염을 막아야 한다는 것이다. 또한 배가 고파서 울 때 공갈 젖꼭지를 물리면 화가 나서 모유나 분유 등을 잘 안 먹게 되므로 아기의 상태를 잘 확인한 후 물려야 한다.

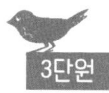

3단원 아기의 배변 문제를 어떻게 관리해야 할까?

1 ∘ 신생아 변비의 특징

신생아기 이후에 나타나는 변비는 대체로 먹는 양이 부족하거나 수분 부족 때문이다. 그러나 며칠씩 변을 보지 않아도 잘 먹고 잘 논다면 별문제가 없다. 만약 며칠간 변을 안 본다고 하여 아기에게 관장을 자주 시키면 습관성이 될 수 있고 장에도 과도한 압력을 주어 좋지 않다.

한편 신생아기 이후에 나타나는 변비는 섬유질 음식을 부족하게 먹었거나, 수분이 부족하거나, 변을 너무 참은 경우에 나타나기 쉽다. 그밖에도 배변 훈련 시기에 대소변 가리기를 너무 무리하게 시키거나 아기가 아플 시에도 변비가 나타날 수 있다.

2 ◦◦ 엄마가 할 수 있는 변비 치료 방법

아기의 배를 마사지하듯 시계 방향으로 돌리며 반복해서 문질러 준 뒤 위에서 아래로 여러 번 쓸어내려준다. 다음으로 아기의 왼쪽 사타구니 위 결장 쪽 복부와 항문 주위를 지그시 눌러 주고 양다리를 잡아 엉덩이가 나오게 올린 뒤 면봉에 오일을 발라 항문 안쪽을 닦아주어 자극한다. 이렇게 하면 대부분의 아기는 변을 보는데, 이러한 처치는 목욕통에서 하면 더욱 좋다.

또한 자전거 타듯 다리운동을 시켜주거나 분유 수유 시에 분유를 더 진하게 먹이는 것도 변비 해결에 도움이 될 수 있다.

3 ◦◦ 설사의 원인과 대처 방법

모유 수유의 경우 대변은 대개 지방 단백질 균형으로 부드럽고 몽글몽글한 형태를 띤다. 그런데 이보다 더 변이 묽고 횟수가 잦으며 하루 7~8회 이상 변을 보면 설사라고 할 수 있다.

이 경우 젖을 먹이던 한쪽 유방의 전유를 아주 조금만 짜낸 뒤 유방 마사지를 하고, 이어서 나오는 후유를 먹여 주어야 한다. 또한 다른 쪽도 같은 방식으로 수유해야 한다. 이렇게 후유까지 먹이면 묽고 잦은 변의 횟수가 줄어들게 될 것이다.

한편 분유 수유 시에는 분유를 더 묽게 타서 먹이면 된다. 예를 들어 '물 60cc : 분유 60cc에 맞게 정해진 양'으로 타서 먹였는데 설사를 했다면 '물 60cc : 분유 40cc에 맞게 정해진 양'의 비율로 타도록 한다. 물론 이렇게 했음에도 설사가 멈추지 않으면 세균성 설사일 수 있으므로 병원에 가야 한다.

또한 설사 예방을 위해서는 엄마의 유두를 청결하게 하는 것은 물론 주변 환경을 항상 깨끗이 해주어야 하며, 특히 엄마의 손을 청결하게 관리 한다.

자기 점검을 할 수 있는 체크 포인트를 작성한 후, 코멘트를 통해 잘못 알고 있었던 부분 또는 혼동되었던 부분을 다시 한 번 바로잡아보자.

아기의 울음, 잠, 배변 문제를 해결하는 기본 방법

1. 아기가 울 때 어떻게 반응해야 하는가?

- 아기가 울 때 가장 먼저 하는 행동은 무엇인가?
- 아기가 울 때 그 원인이 무엇인지 대략 느끼는가?
- 아기가 영아 산통 증상을 자주 보이는가?

기억하기

아기가 울 때 어떤 이유로 우는지 빠르게 간파하는 것이 필요하다.

- 배가 고플 때: 규칙적이고 큰 소리로 울며 아기의 입 주변에 손가락을 대보면 아기가 입을 벌려 빨려고 한다.
- 기저귀가 젖었을 때: 신경질적으로 운다.
- 잠이 올 때: 젖을 주어도 먹지 않고 소리 내어 울며 울음소리가 '커지다 작아지다'를 반복한다.
- 추울 때: 칭얼거리다 자는 경우가 많다.

- 영아 산통: 갑자기 고음으로 20~30분 이상 그치지 않고 울다가 언제 그랬냐는 듯이 그친다.
- 아플 때: 힘없이 운다.

2. 아기의 수면 교육은 어떻게 하는가?
  - 아기의 수면 환경은 어떠한가?
  - 수면 교육은 언제부터 시킬 예정인가?
  - 수면 교육 이후 밤중에 아기가 깨면 어떻게 대응하는가?

기억하기

밤낮 구분이 없는 아기에게는 별도의 수면 교육이 필요하다.
- 수면 교육은 100일 전후로 시행하는 것이 일반적이다.
- 목욕을 시킨 후 흡수가 잘 되는 질 좋은 기저귀를 채우고 편안한 면 옷을 입힌 뒤 충분한 수유를 한다.
- 밤잠 자는 시간에만 같은 곡의 음악을 틀어서 자는 시간을 알게 한다.
- 수유 후, 트림을 오랫동안 하지 않아 안고 있는 엄마의 팔이 아프면 아기를 옆으로 눕혀 어깨를 살짝 누른 뒤 다시 시켜본다.
- 밤에는 최대한 정적을 유지하고 어둡게 해줌으로써 낮과 반대된 환경을 조성해 준다.
- 밤중에 깨면 엄마 배 속 소리와 가깝게 '쉬~'라고 하며 토닥여준다.

3. 아기의 변비 관리는 어떻게 하는가?
- 최근 아기는 며칠에 한 번 변을 보는가?
- 변비 증상이 있을 때 어떻게 대처하고 있는가?

기억하기

엄마가 직접 할 수 있는 변비 치료 마사지 방법은 다음과 같다
- 아기의 배를 시계 방향으로 마사지하듯 반복해서 문질러 준 뒤 위에서 아래로 여러 번 쓸어내려준다.
- 아기의 왼쪽 사타구니 위 결장 쪽 복부와 항문 주위를 지그시 눌러준다.
- 아기의 양다리를 잡고 엉덩이가 나오게 올린 뒤 면봉에 오일을 발라 항문 안쪽을 닦아주며 자극한다.

4. 아기에게 설사 증상이 있을 때는 어떻게 해야 할까?
- 설사 시에 모유나 분유를 어떻게 수유하고 있는가?
- 모유나 분유를 조절해도 변비 해결이 안 될 경우 어떻게 하는가?

기억하기

변이 묽고 횟수가 잦으며 하루 7~8번 이상 보면 설사라고 할 수 있다.
- 모유 수유 시에는 전유를 조금 버린 후 유방을 전체적으로 돌리며

마사지하여 충분히 수유한다.
- 분유 수유 시에는 분유를 더 묽게 타서 먹인다.
- 설사가 멈추지 않거나 세균성 설사일 경우는 병원에 가야한다.

> Tip
> 쉬는 시간
> 읽을거리

대소변 가리기

대소변 가리기는 아기의 지능 지수나 운동신경과는 상관이 없으므로 최대한 아기가 스트레스받지 않는 방법으로 교육해야 한다. 만약 무리하게 교육하면 변비나 야뇨증이 생길 수도 있기 때문이다.

일반적으로 대소변 가리기는 24개월 전후로 여름철에 시작하는 것이 아기나 엄마에게 수월한데, 실제로 대부분은 3~4세가 되면 낮에 대소변을 가리게 되고 이로부터 1~2년 후에는 밤까지 가리게 된다.

한편 대소변을 누고 싶다는 것을 인식하고 화장실 갈 때까지 참을 수 있도록 조절하는 근육이 발달해야 하는데, 이 과정에서 엄마가 지나치게 간섭하면 아기의 성격을 나빠질 수 있으므로 조심해야 한다. 따라서 실례를 했다고 하여 야단을 쳐서는 안 되며, 잘하였을 때는 아낌없는 칭찬을 해주어야 한다. 또한 초기에는 아기 스스로 혼자 내릴 수 있는 기저귀를 입혀 줄 필요도 있다.

3교시

아기의 위생과 피부 관리

수·업·목·표

1. 아기의 목욕을 시키는 방법에 대해 살펴보자.
2. 기저귀 갈기 및 옷 관리 방법에 대해 살펴보자.
3. 아기의 피부 관리 방법을 살펴보자.

아기가 성인과 다른 점은 자기 일을 직접 할 수 없다는 것이다. 세수하고 양치질을 하고 목욕을 하는 것, 밥을 먹고 물을 마시는 것, 옷을 갈아입고 옷을 벗는 것 등 아주 기본적인 것조차도 엄마의 도움 없이는 할 수 없다. 그렇기 때문에 엄마는 아기에게 이 모든 것을 기꺼이 대신해 주는 헌신을 해야 한다. 그뿐만 아니라 연약한 아기인 만큼 모든 면에서 더욱 조심스럽고 신중하게 대해야 한다.

그중에서도 목욕은 다른 것보다 더욱 조심스럽게 이루어져야 할 부분이기도 하다. 물의 온도를 맞추는 것부터 시작하여 씻기고 물기를 닦는 것까지의 모든 과정이 어른들의 샤워처럼 쉽게 이루어질 수 없기 때문이다. 즉, 하나하나 세심하게 아기 위주로 맞추어 가며 실행해야 한다. 그 밖에도 옷을 갈아입히고 기저귀를 갈고 피부를 관리하는 제반 사항들 역시 신중한 자세로 임해야 한다.

그런데 이런 부분을 고려하다보면 아기를 위한 이 모든 일이 그저 어려워 보이거나 막막해 보일 수 있다. 하지만 엄마로서 책임감을 느끼고 주의사항을 숙지한다면 충분히 해낼 수 있다. 따라서 이번 시간에는 아기를 목욕시키는 데 꼭 알아두어야 할 사항은 물론 기저귀와 옷을 입히는 방법, 피부를 관리하는 방법들을 배워보도록 할 것이다.

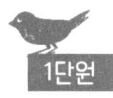 **아기 목욕은 어떻게 시켜야 할까?**

1 ∘ 목욕시킬 때 주의해야 할 기본 사항

아기를 목욕시킬 때 목욕물 온도는 38~40℃ 정도가 적당하다. 적정 온도를 체크하려면 온도계를 활용해도 되지만 팔꿈치를 물에 넣었을 때 따뜻하다고 느낄 정도인지로 구분해도 좋다. 한편 목욕시키기 전에 실내 온도는 평균 온도 24~26℃보다 더 따뜻하게 맞추어 놓아야 한다. 이와 더불어 신생아는 기온 변화에 더욱 민감하기 때문에 목욕 전후 과정에서 체온이 떨어지지 않도록 해야 하고 이를 위해 아기의 몸을 물에 담글 때도 서서히 들어갈 수 있게 해야 한다. 특히 옷을 다 벗긴 상태에서 그냥 물에 넣으면 놀랄 수 있으므로 타월 한 장을 두르고, 한 손은 목을 다른 한 손은 엉덩이를 받친 후 발부터 넣는 것이 좋다.

또한 목욕물의 양도 중요한데, 생후 6개월 정도까지는 20cm 정도 물을 채우면 되고 그 이후에는 앉은 상태에서 물이 가슴 아래까지 올라오면 된다. 한편 신생아는 이틀에 한 번 정도, 5~10분 이내로 짧게 목욕시키는 것이 가장 효과적이며 되도록 시간대를 정해 놓고 하는 것이 도움이 된다.

2 ∘∘ 목욕을 시키는 순서

우선 작은 욕조 두 개를 준비하도록 한다. 신생아는 몸이 작으므로 욕조 대신 약간 큰 세숫대야를 활용해도 좋다. 두 욕조혹은 세숫대아에 따뜻한 물을 받아두는데 욕조를 두 개 사용하는 이유는 마지막 헹굴 때 사용하기 위해서다.

목욕 순서를 살펴보면 먼저 얼굴을 닦아주어야 하는데, 눈을 가장 먼저 닦아 주고 코, 입, 귀 순으로 얼굴을 닦으면 된다. 참고로 귀는 외이도 부분만 살살 씻겨준다.

얼굴을 다 씻겼으면 손에 비누 거품을 만들어 머리카락을 뒤로 쓰다듬듯이 하여 머리를 감기면서 부드럽게 두피 마사지를 해준다.

머리 부분이 끝나면 몸에 싸고 있던 타월을 벗기고 발 쪽부터 천천히 물에 담그고 욕조 한쪽 면에 아기를 앉혀 세운다. 이때 아기의 등과 목을 받친 상태에서 목, 겨드랑이, 배, 사타구니, 성기, 팔, 다리, 등의 순으로 씻기고 헹구는 욕조에 아기를 담가 깨끗이 헹궈주도록 한다. 만약 욕조를 두 개 준비할 수 없는 상황이면 기존의 욕조 물을 빼고 헹굼 물을 등 쪽에서 부어준 뒤 다시 배 부위에 조심스레 부어 주도록 한다.

한편 목욕이 끝나면 체온이 떨어지지 않도록 준비해 둔 수건으로 빨리 물기를 닦고 보습제를 발라주어야 하며, 보습제를 바르자마자 바로 기저귀와 옷을 입혀서 체온이 더 떨어지지 않게 해야 한다. 그리고 신생아는 목욕 후 배꼽 부위를 알코올로 소독하는 절차도 추가해야 한다.

3 ∘∘ 목욕 시 세균 감염을 예방하는 방법

목욕을 시킬 때는 피부 세균 감염 예방을 주의해야 하는데, 특히 몸에 묻어있는 태지를 비누칠해서 억지로 떼어 내려고 해서는 안 된다. 무작정 떼어 내면 세균 감염이 유발되기 쉬우므로 그대로 두어야 한다. 참고로 태지는 일주일이 지나면 서서히 떨어진다.

한편 아들은 귀두와 표피 사이에 더러운 것이 쉽게 쌓이므로 여러 번 헹구어 주고, 음낭의 주름도 손가락으로 가볍게 당겨 주름 사이사이를 깨끗이 씻어준다. 반면에 딸은 외음부를 앞에서 뒤로 닦아주어 이물질이 끼지 않도록 한다.

또한 목욕 시 귀에 물이 들어간 경우에는 마른 손수건으로 귓바퀴와 귀 뒤를 닦고, 귓구멍은 면봉을 사용하여 닦아준 뒤 물이 들어간 귀를 방바닥 쪽으로 향하게 하여 눕힌다. 이렇게 하면 귀 안에 남아있던 물이 밖으로 나올 수 있다.

4 ◦ 아기의 입안 청소와 손톱 관리

아기의 구강 점막은 약하고 부드러워 세게 닦아줄 경우 점막이 벗겨질 수 있다. 따라서 미지근한 물에 적신 부드러운 거즈수건으로 아기의 잇몸과 구강의 천장 그리고 혓바닥 등에 하얗게 끼어있는 찌꺼기를 닦아주어야 한다. 이때 잇몸만이 아니라 입술도 닦아주는 것이 좋다. 치아가 나기 전까지는 하루 1~2회 정도 닦아주고, 유치가 나기 시작하면 매 수유 후 치아 보호를 위하여 닦아 주도록 한다.

한편 아기 손톱은 어른보다 잘 자라고 날카로워서 아기 얼굴에 상처를 내기 쉽다. 따라서 손톱을 수시로 관찰하면서 길면 바로 잘라주어야 한다. 손톱을 자를 때는 아기 전용 손톱 가위를 사용하여 일자형으로 잘라주고 양 끝은 갈아주도록 하며 잠잘 때는 무의식적으로 손을 움켜쥐므로 이때 작은 공을 손에 쥐어 주면 쉽게 자를 수 있다.

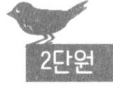 **2단원** 기저귀를 갈고 옷 관리를 할 때 주의할 점은 무엇인가?

1 ◦ 기저귀를 갈 때 주의해야 할 점

기저귀를 갈 때 아기의 다리를 잡고 높이 들어 올리면 관절에 무리가

올 수 있다. 따라서 다리를 올리기보다는 엉덩이를 받쳐주면서 갈도록 한다.

 구체적으로 종이 기저귀의 경우에는 아기 엉덩이 아래로 손을 넣어 손바닥으로 허리를 받친 상태에서 엉덩이를 살짝 들어 올린 후 새 기저귀를 펴서 엉덩이 아래에 깔아준다. 다음으로 기저귀 앞 윗부분이 배꼽 아래로 오도록 하고 아들은 음낭 밑이 쉽게 습해지므로 음낭을 밀어 올려준 뒤 배꼽이 기저귀에 가려져 덧나지 않도록 한다. 등은 딱 맞게 하고 배는 조금의 여유를 둔 상태에서 기저귀에 부착된 테이프를 붙인 뒤 기저귀의 허벅지 부분이 벙벙한지, 반듯하게 펴졌는지 확인하여 소대변이 밖으로 새지 않도록 한다.

 천 기저귀의 경우에는 기저귀 커버를 깔고 그 위에 기저귀를 올려준 뒤 종이 기저귀와 같은 방법으로 채워준다. 참고로 신생아의 경우 기저귀 폭이 넓으면 다리가 불편하기 때문에 10~12cm 폭으로 접는 것이 적당하며, 이후에 아기가 자라면 폭을 조금씩 더 넓게 접어 주도록 한다. 또한 천 기저귀는 꼭 삶아서 통풍이 잘되는 햇볕에 말려야 하며 장마철에는 다리미나 선풍기를 이용하도록 한다.

2 ∞ 옷 세탁 시 주의해야 할 점

 대변이 묻은 기저귀나 토사물이 묻은 옷은 세탁하기 전에 먼저 털어내야 한다. 그리고 그 부위를 가볍게 빨아준 뒤에 본격적인 세탁을 시작한다. 세탁한 옷들은 통풍이 잘되고 햇볕이 잘 드는 곳에 널어 소독 건조 시키되 색깔이 있는 옷은 탈색을 막기 위해 그늘에 널어야 한다. 흰옷의 경우에는 옷에 세제를 묻혀 햇볕에 말린 뒤 물에 비비듯 헹구면 되는데, 뜨거운 물에 10분간 담갔다가 말리면 더욱 깨끗해질 수 있다. 한편 아기의 옷을 위생적으로 관리하는 것도 중요하지만, 아기와 접촉이 많은 엄마 역시 면 종류의 깨끗한 옷을 입는 등 위생에 신경 쓸 필요가 있다.

3 ∘∘ 옷을 입히는 방법

내의를 입힐 때는 윗도리를 두 손으로 옷자락을 둥글게 말아 쥐고 목 부분을 최대한 벌려 아기의 머리에 끼운 뒤 목까지 내리도록 한다. 그다음 엄마 손으로 소매 속을 넓게 벌려 아기의 팔을 당겨서 손이 소매 밖으로 나오게끔 하고, 등 부분은 배기지 않도록 손을 등 쪽에 쓸어내리면서 입힌다.

바지를 입힐 때는 엄마 손을 바지 끝 안쪽으로 넣어 아기 발을 잡고 다른 쪽 손으로 바지를 올려 아기 발이 나오도록 한다. 이어서 양쪽 다리를 바지에 다 넣어준 뒤, 바지 윗부분(허리선)은 배꼽 위까지 올리고 허리 부분이 조이지 않도록 입힌다. 나머지 옷들도 내의 입힐 때를 기본으로 편의에 따라 입히면 된다.

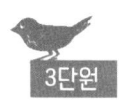

3단원 아기의 피부 관리는 어떻게 해야 할까?

1 ∘∘ 아토피 예방하기

　아토피 예방을 위하여 실내 온도는 24~26℃, 습도 40~60%를 유지하는 것이 좋다. 한편 APT시멘트 문화 속에 사는 아기를 위하여 집안에 잎이 큰 녹색 식물을 키우면 도움이 되는데 나무에서 나오는 피톤치드는 산소량을 증가시키고 미세먼지를 줄여 주기 때문이다. 특히 피톤치드는 아토피 예방뿐만 아니라 우리 몸의 면역력을 높여 주고 마음을 안정시켜 스트레스 감소에도 도움이 된다.

　한편 아토피를 막으려면 유기농 로션을 발라주어야 한다. 과거에는 파우더를 뿌려주는 경우도 많았지만, 이는 땀구멍을 막아 땀띠를 심하게 하는 등 부작용이 있어 사용하지 않는 것이 좋다. 따라서 얇은 피부로 건조해지기 쉬운 아기를 위하여 유기농 제품의 로션을 발라주는 것이 좋다.

　그리고 보습제를 바르는 양은 계절마다 차이가 있는데 가을이나 겨울에는 찬바람으로 피부가 더욱 건조해지고, 땀 분비량도 감소하는 데다가 피지선이 발달하지 않기 때문에 수시로 듬뿍 발라주어야 한다.

2 ∘∘ 좁쌀 모양의 미립종

　미립종은 신생아의 40%에 나타나는데 주로 윗볼 주위, 콧등, 턱 주위에 생긴다. 미립종은 통증이 없고 무해하며 전염되지 않기 때문에 걱정하지 않아도 된다. 또한 별다른 치료도 필요하지 않다. 따라서 자연 소실될 때까지 기다려야 한다. 빨리 없애기 위해 짜주거나 문질러 주는 것, 혹은 연고 바르기 등을 금해야 한다. 참고로 이 미립종은 표피층의 땀구멍 주위에 분비물이 얇게 고여서 생기기 때문에 여러 차례 목욕 후 표리층의 각질이 씻겨 나가는 동안 함께 없어지게 된다.

간혹 아기의 잇몸이나 혀 밑에 미립종과 유사하게 생긴 하얀 좁쌀 모양이 나타나기도 하는데 이것은 엡스타인 진주종Epstein's pearls이라 한다. 이 역시 무해하므로 따로 치료를 받을 필요는 없다.

3 ∘∘ 신생아 여드름

신생아 여드름은 신생아에게 흔한 피부질환으로 코와 뺨에 많이 생기며 노란색의 기름기를 동반한다. 이것은 엄마 몸속에 있는 성호르몬이 태아에게 전달되어서 나타나는 것인데, 출생 직후부터 1~2개월 사이에 나타날 수 있는 일시적인 증상이므로 따로 짜거나 연고를 바르지 않는 것이 좋다. 물론 자연적으로 나타나기도 하지만 분유에 대한 자극, 다른 사람과의 접촉, 거친 옷감 및 세제 등에 인해서도 나타날 수 있다.

한편 신생아 여드름은 생후 3개월 이전에 없어지는 것이 일반적이기 때문에 만약 생후 8개월 정도까지 이 증상이 지속된다면 다른 피부질환을 의심해 볼 수 있다. 따라서 이 경우에는 의사의 진단을 받아야 한다. 보통 여드름이 아닌 다른 피부병일 때는 의사의 처방을 받아 미지근한 물로 깨끗이 씻어준 뒤 연고를 바르게 된다.

그리고 신생아 여드름을 최대한 예방하려면 일차적으로 덥지 않은 환경을 만들어 주어야 한다. 신생아는 체온 자체가 높은 데다가 신진대사가 활발하여 땀과 같은 노폐물 배출이 많기 때문이다. 특히 땀과 노폐물이 살이 접히는 부위에 지속적으로 닿으면 여드름을 더 많이 유발할 수도 있다. 그뿐만 아니라 더위는 신생아 여드름을 더욱 악화시켜 땀띠와 같은 다른 질환을 불러오기도 하므로 온도 관리에 더욱 신경을 써야 한다.

4 ·· 연어반

연어반은 경계가 불확실한 연한 핑크빛의 반점으로 목 위나 눈썹 주위 중앙 부분에서 흔히 생긴다. 이것은 모세 혈관이 확장된 혈관종의 일종인데 신생아에게 흔히 발견되는 현상이므로 크게 걱정할 필요는 없다.

대부분 나이가 들면서 색이 점점 옅어진다. 하지만 부위에 따라 차이는 보일 수 있다. 구체적으로 눈썹 주위에 나타난 연어반은 1~2년 후면 거의 소실되며 목 뒤의 연어반은 더 오랫동안 지속될 수 있다.

5 ·· 땀띠

아기는 어른보다 체표면적이 넓기 때문에 체온 조절이 잘 안 된다. 그래서 땀이 많은 아기는 땀띠가 생길 가능성이 높다. 그러므로 땀띠 예방을 위해서 실내 온도를 시원하게 해주고, 기저귀는 꽉 끼지 않은 상태로 통풍이 잘되게 채워주어야 한다. 또한 비누 사용은 줄이고 미지근한 물수건으로 자주 닦아주며 심하면 땀띠약을 발라 주어야 한다.

6 ∘∘ 지루성 피부염

지루성 피부염은 노란색 기름기가 있는 딱지로 신생아에게 많이 생기며 주로 머리와 이마에 많이 나타난다. 그밖에도 귀 뒤나 사타구니에 나타나기도 한다.

이 증상이 나타날 때는 우선 미지근한 물로 깨끗이 씻어 주어야 하는데 베이비오일을 바른 뒤 몇 분 후에 닦아 주면 더 큰 효과를 볼 수 있다. 그러나 만약 노란색 기름 딱지가 심하여 없어지는 데 시간이 오래 걸린다면 의사의 처방을 받아 연고를 바를 필요가 있다.

자기 점검을 할 수 있는 체크 포인트를 작성한 후, 코멘트를 통해 잘못 알고 있었던 부분 또는 혼동되었던 부분을 다시 한 번 바로잡아보자.

아기의 위생 관리 방법

1. 아기를 목욕시키기 전에 미리 체크해야 할 것은 무엇인가?
   - 아기 목욕물 온도는 몇 도로 맞추고 있으며 어떻게 확인하는가?
   - 아기를 목욕시키기 전 실내 온도는 몇 도로 맞추는가?
   - 신생아의 경우 일주일에 몇 번 목욕을 시키는가?

기억하기

아기는 온도 변화에 민감하므로 목욕 전 체온을 유지하기 위한 준비를 해두어야 한다.

- 목욕물 온도는 38~40℃ 정도가 적당하며 팔꿈치를 물에 넣었을 때 따뜻하다고 느낄 정도면 된다.
- 실내 온도도 약 24~26℃ 정도로 맞추어 놓아야 한다.
- 타월 한 장을 두른 상태에서 한 손은 목을, 다른 한 손은 엉덩이를 받친 후 아래부터 넣는 것이 좋다.

- 생후 6개월 정도까지는 20cm 정도 물을 채운다.
- 신생아는 이틀에 한 번 정도 목욕시키는 것이 가장 효과적이다.

2. 아기를 어떤 방법으로 목욕시키는가?
  - 목욕을 시킬 때 가장 먼저 하는 것은 무엇인가?
  - 최종적으로 어떻게 헹구는가?

기억하기

아기 목욕에는 순서가 있다.

- 눈을 가장 먼저 닦아 주고 코, 입, 귀 순으로 얼굴을 닦으면 된다.
- 머리카락을 뒤로 쓰다듬듯이 머리를 감기며 부드럽게 두피 마사지를 해준다.
- 아기의 등과 목을 받쳐 목, 겨드랑이, 배, 사타구니, 성기, 팔, 다리, 등의 순으로 씻긴다.
- 헹구는 욕조에 아기를 담가 깨끗이 헹궈준다.
- 수건으로 빨리 물기를 닦고 보습제를 발라준다.

3. 아기의 구강, 손톱은 어떻게 관리하는가?
  - 구강 청소는 하루에 몇 번 하는가?
  - 손톱은 어떤 모양으로 자르는가?

> **기억하기**

신생아기부터 구강 관리와 손톱 관리를 잘 해주어야 한다.
- 미지근한 물에 적신 부드러운 거즈수건으로 치아를 닦아준다.
- 치아가 나기 전까지는 하루 1~2회 정도 닦아준다.
- 아기의 잇몸과 구강 천장 그리고 혓바닥 등에 하얗게 끼어있는 찌꺼기를 닦아주어야 한다.
- 유치가 나기 시작하면 매 수유 후에 닦아준다.
- 손톱은 일자형으로 잘라주고 양 끝은 갈아주어야 한다.

4. 아기에게 피부 질환이 있을 때는 어떻게 해야 할까?
- 현재 아기 피부에 특별한 질환이 있는가?
- 실내 온도와 습도는 어느 정도로 맞추는가?

> **기억하기**

보습과 온도 관리를 잘 해야 아기 피부가 깨끗해진다.
- 아토피 예방을 위하여 실내 온도는 24~26℃, 습도 40~60%를 유지하도록 한다.
- 아토피를 막으려면 유기농 로션을 발라주어야 한다.
- 가을과 겨울은 더 건조하기 때문에 보습제를 자주 발라야 한다.
- 신생아 여드름에 대처하려면 덥지 않은 환경을 만들어 주어야 한다.

Tip
쉬는 시간
읽을거리

아기의 여행은 언제부터 가능할까?

● **비행기 타기**

일반적으로 출생 이후 의학적인 문제가 따로 없고 건강하다면 생후 2주부터는 비행기 탑승은 가능하다. 하지만 면역력이 약한 신생아가 환기가 잘 안 되는 폐쇄된 공간 비행기 안에 있게 되면 감기에 걸리기 쉽다. 또한 다른 사람으로부터 질병이 전염되기도 쉽다. 그러므로 2~3개월 이후에 타는 것이 안전하다고 볼 수 있고, 특별한 경우가 아닌 이상은 최대한 뒤로 미루는 것이 좋다.

한편 이륙 및 착륙 시에는 공갈 젖꼭지를 빨게 하는 것이 도움이 되며, 중이염이 있는 아기는 통증이 심하게 오므로 비행기 여행은 되도록 피하는 것이 좋다.

● **자동차 타기**

자동차 여행은 아기의 체온 유지, 수분 섭취, 환기 등의 관리만 잘 된다면 별다른 문제는 없다. 차에 태울 때는 반드시 카시트를 활용해야 하고 에어백에 의한 위험이 있기에 앞자리를 피해야 한다.

4교시
아기의 건강 관리 방법

수·업·목·표
1. 신생아에게 자주 나타나는 신체적 현상에 대해 살펴보자.
2. 신생아에게 자주 나타나는 질환에 대해 살펴보자.
3. 신생아가 선천적으로 안고 있는 질환에 대해 살펴보자.

엄마에게 있어 가장 고통스러운 순간은 언제일까? 출산의 순간이나 고된 육아의 시간과는 비교도 안 될 정도로 힘든 순간이 있다. 그것은 바로 아기가 아플 때이다. 흔히 말하는 '아기 대신 내가 아팠으면 좋겠다' 고 생각하는 것이 그 순간 엄마에게 찾아오는 공통된 마음이다. 더군다나 너무나 작고 여린 아기가 말도 못 한 채 힘들어하면 엄마의 마음은 더 무너질 수밖에 없다. 언어로 표현을 할 수 없기 때문에 어떤 식으로 아픈지, 어디가 아픈지 제대로 알 수가 없어 더 막막해진다. 심지어 말을 못 하기 때문에 아픈 줄도 모르고 있다가 뒤늦게야 문제의 심각성을 인지하고 다급해지는 경우도 많다.

그렇기 때문에 미리 최대한 많이 배워두는 것이 필요하다. 어떤 상황에서 어떤 대처가 필요한지를 알아둔다면, 문제의 상황이 닥쳤을 때 어찌할 바를 몰라 절절매기보다는 지혜롭게 대응을 할 수 있고, 아기를 건강하게 지켜줄 수 있기 때문이다.

따라서 이번 시간에는 아기에게 나타날 수 있는 대표적인 질환 및 선천적으로 안고 태어날 수 있는 특정 증상에 대해 살펴볼 것이다. 무엇보다 가장 연약한 신생아에게 나타날 수 있는 질환들의 특성과 그 대응방법에 대해 알아볼 것이다.

또한 이에 앞서 '질환은 아니지만, 신생아에게 나타날 수 있는 신체적 현상'에 대해서도 간단하게 살펴보려고 한다. 그러한 현상이 나타났을 때 무조건 당황하기보다 침착하게 대처하라는 차원에서 제시될 필요가 있다고 여겨지기 때문이다. 더 나아가 증상이 조금 심각해질 경우에는 병원을 찾아야 할 수 있기 때문에 미리 알려둘 필요가 있다.

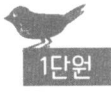 **1단원** 신생아에게 흔하게 나타나는 신체적 현상

1 ∞ 재채기와 기침

아기가 재채기를 하는 것은 옷이나 이불의 먼지, 털, 담배 연기 등이 콧구멍에 들어왔기 때문이다. 만약 재채기를 심하게 하면 콧구멍을 살펴보고 뚫어 주도록 한다.

한편 기침은 우리 몸에 들어오는 나쁜 것을 내보내기 위한 것이다. 특히 기도로 모유나 분유가 들어오면 이러한 기침을 통해 밖으로 내보낼 수 있다. 그러나 기침이 인체에 필요한 역할을 한다고 해서 기침하는 것 자체를 방치해서는 안 된다. 기침을 많이 할 경우에는 다른 문제가 없는지 기본적으로 살펴야 하며 그에 따른 대처 방안을 적용해야 한다. 대표적으로 건조하고 찬 공기는 호흡기 점막을 자극해 기침을 유발하는데, 이를 방지하기 위해서는 적당한 습도가 필요하다. 또한 실내에는 먼지나 곰팡이가 없게 특별히 신경 써야 한다.

그러므로 늘 청결하고 쾌적한 환경을 유지하는 것은 물론 실내 환기 시에는 온도 차가 심하지 않도록 조심해야 한다. 만약 이러한 방식으로 주의를 했음에도 기침이 심하면 소아청소년과로 가야 한다.

2 ◦◦ 딸꾹질

음식을 배고픈 상태에서 너무 급하게 먹었을 때나 많이 먹을 경우 허파 밑에 횡경막이 오그라들면서 갑자기 공기가 밀려 나와 딸꾹질을 하게 된다. 또한 주변 환경에 의하여 놀라거나 아기 체온에 변화가 생긴 경우 기저귀가 젖었거나 찬 공기로 몸이 추운 경우에도 딸꾹질을 하게 된다.

이때 아기를 세워 앉고 등을 토닥여 주거나 면 모자나 손수건으로 머리를 따뜻하게 해주도록 한다. 혹은 수유를 해도 멈출 수 있는데, 이 모든 방법으로도 멈추지 않으면 아기를 울려서 멈추게 한다.

3 ∘∘ 구토

구토는 신생아에게 아주 흔한 증상이다. 신생아는 어른과 달리 위와 식도가 일자로 되어 있고 괄약근의 기능이 미숙하여 먹은 것을 역류하는 경우가 많기 때문이다. 그러므로 위에 있던 내용물이 입으로 자주 나오게 되며 어떤 경우에는 코로도 나오게 된다.

이를 예방하기 위해서는 젖 먹이는 중간에 트림을 한 번 더 시켜주고, 젖을 먹인 후 20분 동안 등을 쓸어 준 다음 상체를 30° 상승한 자세로 아기를 눕혀야 한다.

4 ∘∘ 눈곱

신생아에게 눈곱이 생기는 것은 균의 침입 때문이라기보다는 눈물샘이 일시적으로 좁아졌기 때문이라고 볼 수 있다. 즉, 좁아진 눈물샘 때문에 눈물 배출이 원활하지 않아 눈곱이 생기는 경우가 대부분이다. 그러나 3~4주가 지나면 거의 좋아지므로 걱정할 필요가 없다.

한편 신생아 눈 주위는 민감하기 때문에 눈곱을 손으로 떼면 안 되고 깨끗한 면봉, 탈지면, 거즈수건에 생리식염수를 묻혀 눈물구멍이 있는 앞쪽에서 바깥쪽으로 닦아주어야 한다.

그리고 아기의 좁아진 눈물샘을 넓혀주기 위해서는 양미간을 엄지와 검지로 잡으면 통통한 주머니 같은 것이 만져질 것이다. 이 부분을 하루 3~4회 주물러 주는 마사지를 하면 일시적으로 좁아진 눈물샘이 넓어지고 자연히 눈곱도 없어진다.

5 ○○ 떠는 현상

소리의 자극을 받거나 갑자기 안을 때 손발 또는 턱을 부들부들 떠는 아기가 있다. 이 증상은 체중이 적은 아기에게 많이 나타나는데 대부분은 아기의 신경 발달이 급속히 이루어지는 과정에서 생기는 일시적 현상이기 때문에 크게 걱정할 필요 없다. 무엇보다 체중이 늘면서 자연적으로 없어지게 된다.

단, 움직임이 규칙적이거나 연속적으로 3분 정도 나타날 경우, 그 밖에 엄마가 손으로 꾹 잡아도 멈추지 않을 때에는 경련의 전조 증상일 수도 있기 때문에 반드시 소아청소년과 진료를 받아야 한다.

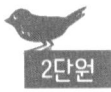

2단원   신생아에게 나타나는 대표적인 질환

1 ○○ 신생아 감기

감기는 바이러스로 인하여 오는 코, 귀, 인후의 감염 증상인데 아기가 감기에 걸리면 콧물, 코 막힘, 기침, 발열이 1~2주간 지속되다가 좋아진다. 하지만 독감은 인플루엔자 바이러스에 의해서 나타나는 질환으로 기침, 인후통 등 호흡기 증상과 함께 발열, 오한, 근육통 등 전신 증상이 동반되며 폐렴과 같은 심각한 합병증을 일으킬 수 있다. 특히 100일 미만의 아기가 38℃ 이상의 열이 나는 경우에는 세균 감염의 가능성이 있으므로 소아청소년과에 빨리 가야 하며, 감기 예방을 위해서는 사람들이 많이 모이는 장소 등의 외출은 되도록 삼가야 한다. 특히 감기로 인해 고열이 나는 경우, 아기의 미성숙한 뇌가 적응하지 못해 순간적으로 몸떨림(경련)이 일어날 수도 있는데 이 경우에는 옷을 벗기고, 30℃의 미지근한 물수건으로 아기의 몸을 닦아주어야 한다.

만약 고열 없이 다른 증상이 있을 때는 집에서 간단히 처치를 하면 된다. 특히 코막힘이 있는 경우에는 식염수 한두 방울을 코에 넣고 1~2분 기다리다가 코딱지가 부풀었을 때 면봉을 이용해서 제거하도록 한다. 단 코점막에 손상이 가지 않을 정도로만 비벼서 제거해 주어야 한다. 한편 수유를 하려는데 콧물이 나오면 먼저 콧물을 제거한 후 아기가 덜 힘들어하는 상태에서 수유를 해야 한다. 그러나 수유할 때가 아니면 그대로 두어도 된다.

그 밖에 아기가 기침을 할 경우에는 수분을 자주 공급하고 깨끗이 청소된 가습기에서 따뜻한 김이 나오게 해야 한다. 또한 이때 가래를 묽게 하면 기침도 덜하게 되는데, 만약 가래가 있어 그렁그렁한 소리가 나면 손을 동그랗게 모아 아기의 가슴과 등을 쳐주면 도움이 된다.

2 ∘∘ 신생아 폐렴

아기에게 폐렴이 오면 호흡이 곤란하거나 배가 불러오면서 구토를 일으킨다. 특히 발열, 가래, 신음, 호흡곤란이 나타나는데 얼핏 심한 감기처럼 보이기도 하지만 기침을 하지 않는다는 점에서 차이를 보인다. 신생아 폐렴은 속도가 아주 빨리 진행되기 때문에 위의 증상을 보일 때는 바로 소아청소년과를 찾아야 한다.

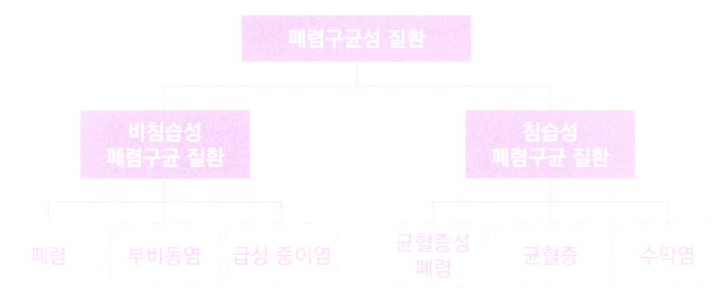

3 ∘∘ 신생아 탈수증

세균이 원인인 바이러스성 장염에 의한 설사가 심해지면 아기들은 탈수증을 동반하게 된다. 아기의 경우 신장 기능이 아직 미숙하고 몸의 수분 조절이 어려워 설사를 하게 되면 먹는 것보다 배설이 많아지면서 탈수증이 생기는 것이다.

이러한 탈수증 예방을 위해서는 손을 자주 씻고 아기 젖병 소독을 철저히 해야 하며 엄마 젖꼭지도 청결히 해야 한다. 그 밖에 아기 옷과 물품들의 위생도 엄격하게 관리해야 한다. 만약 한밤중에 탈수증이 와서 병원에 갈 수 없는 경우라면 비상 상비약으로 준비해 둔 전해질 용액을 아기에게 먹이고 몸무게 체크를 해야 한다. 몸무게 체크는 가정용 저울에 엄마가 먼저 올라가 엄마의 몸무게를 확인한 뒤, 아기를 안고 다시 무게를 잰 후 엄마 몸무게를 빼주면 아기 무게가 나온다.

4 ∞ 로타바이러스

로타바이러스는 엄마에 의한 태내 감염황달이거나 못 먹는 등 몸이 약해지면 스스로 나타남에 의해서도 나타지만, 외부 전염전염성이 강함에 의해서도 나타나는 경우가 있다. 이러한 이유로 한국의 엄마들이 외국보다 로타바이러스 감염에 더 예민하게 대응하기도 한다.

하지만 미국 질병통제예방센터 통계에 따르면 영유아의 40% 이상이 2세까지 3회 이상 로타바이러스에 감염된다고 한다. 로타바이러스에 감염되면 1~2일 뒤부터 하루에 10회 이상 묽은 설사를 하다가 3~4일이 지나면 점차 회복되는데 10%는 7일 이상 설사를 계속하다가 탈수증이 오기 쉽다. 그러므로 수분 공급과 함께 가능하면 모유 수유를 권장한다

5 ∞ 빈혈

정상적으로 태어난 아기는 생후 6개월 정도까지만 유지할 수 있는 철

분을 가지고 태어나기 때문에 생후 6개월이 지나면 엄마의 배 속에서 받아 나온 철분을 다 써버리게 된다. 그런데 모유에 들어 있는 철분의 양은 아기 필요량의 5% 미만이므로 6개월 이후부터 이유식을 먹일 때 철분이 풍부한 음식을 제공해 줄 필요가 있다. 만약 철분이 결핍되면 빈혈이 올 수 있기 때문이다.

참고로 철분이 많은 음식에는 소고기 등 붉은 살코기를 비롯해서 푸른 채소, 김, 미역, 건포도, 콩 등이 있다. 달걀노른자에도 철분이 많지만 돌 전에는 흡수가 잘 안 되므로 생후 1년 동안은 피하는 것이 좋다.

6 ∞ 모기나 벌레에 물렸을 경우

모기나 벌레 등에 물렸을 경우 물린 곳이 가려워 긁다 보면 손톱에 있는 세균 때문에 염증이 생길 수 있다. 따라서 아기의 손톱을 짧게 깎아 주고 손은 깨끗이 씻어 주어야 하며, 물린 부위는 소독약으로 깨끗이 소독해 주어야 한다.

7 ∞ 중이염

중이염은 귀의 중이 부분에 염증이 생기는 것으로 감기 치료 중에 잘 생긴다. 특히 아기에게 중이염이 잘 나타나는 것은 유스타기안 튜브가 짧기 때문이다. 참고로 귀와 코는 유스타기안 튜브라고 하는 이관으로 연결되어 있는데 아기는 어른보다 이관의 길이가 짧아서 코의 잡균들이

귀로 잘 들어간다.

중이염을 줄이려면 공갈 젖꼭지나 젖병 사용을 줄여야 한다. 이 두 가지를 열심히 빨면 이관에 압력이 증가되어 중이염에 걸릴 수 있기 때문이다.

8 ∞ 황달

황달은 신생아의 50~60%에게서 나타나는 증상이며, 주로 백인이나 흑인보다 황인에게서 더 많이 나타난다. 황달이 오면 담즙 색소인 빌리루빈 색소 때문에 생후 3~4일 즈음에 눈의 흰자위가 노랗게 물들기 시작하고 얼굴, 배, 등, 사지^{팔다리} 순으로 물들어가게 된다. 참고로 빌리루빈은 적혈구를 구성하는 성분 중의 하나인데, 일반적으로 골수에서 만들어진 적혈구가 그 기능을 다 하고 파괴되면 철분과 빌리루빈으로 나누어진다. 여기서 철분은 무기질로 간에 저장되었다가 골수에서 적혈구를 만들 때 다시 사용되고, 빌리루빈은 대변과 소변을 통하여 배출된다. 그런데 이것이 몸에 남아 황달 증상을 일으키는 것이다.

이러한 신생아의 생리적 황달은 자연스러운 것이 대부분인데 10일 정도 지나면 사라지나 모유 수유에 의한 것일 때는 두 달 이상 걸릴 수도 있다. 사실상 크게 걱정할 부분은 아니지만 아주 빠른 속도로 황달이 진행되거나 황달 치료 중인데도 불구하고 황달 수치가 급상승하는 경우에는 입원 치료해야 한다.

한편 수유 양을 늘리면 태변 배출이 빨라 황달을 줄여 주는 데 도움이 되며, 햇볕이 잘 드는 창가에 아기를 두면 햇볕의 가시광선이 피부색소를 빨리 사라지게 할 수도 있다. 따라서 모유 양이 적을 경우에 황달이 오면 모유를 줄이고 분유 수유를 늘려 평소보다 많이 먹게 하는 것이 좋다.

9 ◦◦ 신생아 아구창

아구창은 신생아의 혀나 입천장, 뺨 안쪽에 하얀색의 작은 점들이 생겨 그 밑의 피부 점막을 짓무르게 하는 것이다. 이 증상이 나타나면 아기가 아파서 보챌 수 있고, 입안의 곰팡이가 장으로 넘어갈 경우 설사를 동반할 수 있다.

신생아 아구창은 태어날 때 엄마의 질에서 감염되거나 오염된 물품이나 손에 의해서 감염되었기 때문일 가능성이 크다. 특히 엄마의 유두나 젖병, 공갈 젖꼭지 관리가 깨끗하지 않을 때 연약한 아기 입안에 곰팡이균이 활성화되기 쉽다.

신생아가 아구창에 걸리게 되면 수유하기 힘들어지기 때문에 치료를 받아야 하는데 기본적으로 의사의 처방에 따라 항진균제인 물약을 활용하게 된다. 이 약을 수유 후에 반드시 입천장과 혀 등에 골고루 발라 주어야 한다. 항진균제 약은 삼켜도 괜찮은 약이 대부분이므로 발라줄 때 안심해도 된다. 또한 이때 아기의 혀 부분에 하얀 찌꺼기는 소독한 거즈수건 또는 면봉에 식염수를 묻혀 잇몸, 입천장, 뺨 안쪽과 함께 닦아주어야 한다. 이처럼 구강소독을 잘 하고 항진균제 처방 약을 복용하면 금방 호전된다. 그리고 모유 수유를 하는 경우 엄마의 젖꼭지도 함께 치료 받는 것도 좋다.

10 ○○ 영아 산통

영아 산통은 건강한 아기가 조절 못 할 정도로 심하게 울며 보채는 것이다. 100일이 지나서까지 한 번에 3시간 정도 2~3주 내내 울며 보채는 경우도 있는데 심하면 다리를 뻗치거나 방귀를 심하게 뀌기도 한다. 그런데 이러한 증상은 보통 생후 3~4주에 시작하여 4개월쯤 되면 거의 끝나므로 걱정하지 않아도 된다.

영아 산통의 원인은 잘 알려지지 않았지만 소화기관의 성숙 과정 중에 장이 예민하게 반응하기 때문일 가능성이 크다. 또한 우유 알레르기일 수도 있다. 특히 신생아의 소화기관은 소화 효소가 충분하지 않아 모유나 분유에 들어있는 단백질을 소화시킬 때 힘들어한다. 그리고 모유보다는 분유가 더 힘들다고 보는 경향이 있는데, 분유 수유를 하는 아기라면 분유 종류를 바꾸어 보는 것도 좋으며 수유 중간과 수유 후에 트림을 시켜 위장을 편안하게 해주는 것도 한 방법이다. 반면 모유 수유 아기는 엄마의 식단에 영향을 받으므로 유제품, 자극적인 음식, 밀가루, 카페인이 들어있는 음식, 감귤 종류의 과일, 포도 주스 등을 일주일 정도 제한해 보도록 한다.

그밖에도 배가 고파 너무 많이 먹거나 빨리 먹었을 때, 아기가 피곤할 때, 수유법이 잘못되어 공기를 많이 들이마셨을 때, 체질적으로 긴장성일 때, 시끄러운 주변 환경에 놓였을 때 영아 산통이 시작될 수 있다.

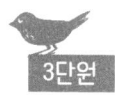

3단원 신생아가 선천적으로 안고 있는 증상

1 ∘∘ 신생아 외반·내반

신생아 외반·내반은 아기의 발목이 안 또는 밖으로 휘어진 상태를 말한다. 이것은 엄마 배 속에 있을 때 그 안이 좁아서 생긴 것인데, 대부분 저절로 좋아지지만 교정을 위한 간단한 마사지를 해주면 더 빨리 좋아질 수 있다.

우선 발 뒷목을 한 손으로 잡고 다른 손으로 밀어 주면 되는데 내반인 경우에는 밖으로 밀고 외반인 경우는 안쪽으로 밀어 주면 된다.

그러나 드물게는 처음부터 심한 경우나 마사지로 좋아지지 않는 경우는 깁스캐스트를 감거나 수술이 필요할 수도 있다.

2 ∘∘ 신생아의 내분비 관련 질환

딸의 경우 간혹 질에서 혈액이나 우유 같은 분비물이 나오는데 이것은 엄마의 호르몬Hr에 의한 것이다배 속에 있었을 때. 이러한 분비물은 출생

후 엄마의 호르몬이 없어지면서 더 이상 나오지 않으므로 걱정하지 않아도 된다.

아들의 경우 신생아 음낭 수종이 생길 수 있는데 이것은 고환이 안 만져지거나 한쪽 고환만 내려온 경우로 나뉜다. 아들에게서 흔하게 나타나는 이 음낭 수종은 육안으로도 표시가 나지만 플래시로 비추어 볼 때 고환이 투명하게 비침으로써 더욱 분명하게 확인되어 탈장의 유무를 알 수 있게 된다. 대부분 6개월 이내에 고환이 음낭으로 내려오므로 미리 걱정할 필요가 없다. 하지만 만약 변화가 안 생길 경우에는 반드시 의사에게 진료를 받아야 한다.

3 ○○ 두혈종

태아의 머리가 좁은 산도를 통하여 나오는 과정에서 자극을 받을 수 있는데, 이 자극이 심하면 두개골과 그것을 싸고 있는 골막 사이에서 출혈이 일어날 수 있다. 그리고 이것은 혹을 생기게 하는데 이를 두혈종이라고 한다. 대부분은 한쪽에만 있으나 가끔은 양쪽에 생기기도 하며, 수주 내지 수개월 안에 흡수되어 원래 상태로 되돌아오는 것이 일반적이므로 크게 걱정하지 않아도 된다. 하지만 드물게 수개월이 지나도 혹으로 남는 경우도 있다. 그리고 혹이 있을 때는 눕힐 때 주의해야 하는데, 두혈종이 없는 반대 방향으로 눕히든지 아니면 머릿수건을 살짝 받쳐서 눕히든지 해야 한다.

또한 두혈종 표면에 상처가 있으면 염증을 일으킬 수 있으므로 상처가 생길 시에 전문의와 상의 후 항생제 연고를 발라줄 필요가 있다.

4 ○○ 사두증두상 비대칭

아기가 엄마 배 속에 있을 때 위치를 잘못 잡아 머리가 조금 찌그러진 상태에서 태어날 수 있다. 이 경우 수개월 정도가 되면 대부분 좋아지지만 그렇지 못할 경우, 소아재활의학과나 신경외과 전문의와 상담하여 조치를 해야 한다.

보통 여러 가지 검사를 한 후 각기 다른 방법으로 어떻게 치료할지 결정하는데, 심할 경우 아기용 헬멧을 써서 머리 모양을 교정하기도 한다. 보통은 사이즈를 간간히 조정하면서 쓰다가 12개월 정도가 되면 언제쯤 풀지 결정하게 된다.

5 ○○ 신생아 사경

신생아 사경선천성 근육 사경은 아기의 머리와 목이 한쪽으로 기울어진 상태를 말하는데 신생아의 2% 정도가 이런 증상을 갖고 태어난다.

신생아 사경은 엄마 배 속에서의 자세 때문일 가능성이 크지만, 출산 시 몸의 회전으로 잘못된 자세가 한쪽 흉쇄골 근육가슴뼈와 목뼈를 연결하는 근육의 출혈로 위축을 일으키게 된 것으로도 볼 수 있다. 이러한 사경은 불편해 보이기는 하지만 실질적인 통증이 없다. 그러나 간혹 고관절 탈구를 동반하기도 한다.

사경의 구체적인 증상으로는 한쪽으로 고개가 돌려져 있다는 것인데, 여기서 더 나아가 목운동의 제한이 따르거나 목에 근육이 뭉친 것 같은 덩어리가 만져질 때도 있다. 이 증상을 치료하려면 소아재활의학과에서 위축된 목 근육을 반대 방향의 어깨 쪽으로 하루에 5~6번 스트레칭시켜주는 것을 배워야 한다. 한편 2~3개월 안에 발견되어 꾸준히 관리 스레칭만 잘하면 몇 주 안에 호전될 수 있으며 대부분은 1년이 지나면 정상으로 회복된다. 하지만 1년이 지나도 좋아지지 않으면 수술을 필요로 하기도 한다.

6 ◦◦ 저혈당

엄마가 혈당이 높아 임신성 당뇨 임신한 후 생긴 당뇨가 되면 태아는 태반을 통해서 과다한 당분을 공급받게 되고 그로 인해 더 많은 인슐린을 만들어 지방을 축적하게 된다. 이때 아기는 저혈당 증상을 보일 수 있다.

원인은 여러 가지가 있을 수 있으나 엄마가 고령 임신이라든지 과체중이 대표적이다. 저혈당을 예방하기 위해서는 엄마가 저지방 음식과 채소를 중심으로 한 고단백 식단을 먹어야 한다. 또한 걷기 운동 등으로 임신 중에 비만을 예방해야 한다. 단, 이때 채소 대신 당분 함유가 높은 과일을 많이 먹으면 안 된다.

7 ∘ 신생아 쇄골 골절

　신생아 쇄골 골절은 아기가 엄마 배 속에서 몸 밖으로 나올 때 생기는 손상 중 가장 흔하게 일어나는 증상이다. 이때 골절된 부분은 아기가 가능한 한 움직이지 못하도록 해주거나, '8자 형'의 모양으로 묶어 주기도 한다. 또한 수유할 때, 목욕시킬 때, 기저귀 갈 때, 트림을 시킬 때 쇄골 부위를 조심히 다루어 움직임이 가장 적도록 해주어야 한다. 골절의 심한 정도를 알아보거나 뼈가 잘 붙었는지를 알아보기 위해 소아정형외과에서 X-ray를 찍어 볼 필요가 있다.

8 ∘ 선천성 대사이상

　선천성 대사이상은 우리 몸의 필수적인 효소나 호르몬이 선천적 이상을 동반하여 생기는 질환이다. 구체적으로 우리 몸의 여러 가지 물질이 먹은 것을 제대로 처리하지 못하여 생기는 대사이상이라고 할 수 있다. 이것은 주로 뇌와 간에 많은 영향을 미쳐 지능 장애를 유발할 수 있고, 간과 콩팥이 망가지게 할 수도 있다.

　선천성 대사이상 검사로 밝혀낼 수 있는 것 중 대표적인 것이 갑상샘 기능 저하증인데 이 질환은 몸에 갑상샘 호르몬이 적게 만들어져 생기는 병이다. 특히 갑상샘 호르몬은 아기의 성장과 지능 발달에 매우 중요하기 때문에 주기적으로 병원에 가서 진료를 받아야 하며, 의사의 지시를 잘 따르면 별문제 없이 자랄 수 있다. 만일 치료가 늦어지면 지능 박

약아가 될 수 있으므로 조기 발견 및 조기 치료가 중요하다.

9 ○○ 선천성 비후유문 협착증

생후 2~3일 내에는 아기가 먹는 양이 워낙 적어 잘 나타나지 않다가 3일이 지나면서 수유 후 먹은 젖을 토하기 시작하고, 2~3주경부터 과도하게 토하는 증상이 나타날 수 있다. 이때는 선천성 비후유문 협착증을 의심해 보아야 한다. 대부분의 아기는 먹고 토하는 것이 정상이지만 유달리 수유를 하고 난 후 분수처럼 토하는 아기는 십이지장으로 이어지는 위의 출구에 문제가 있을 수 있다. 이 출구를 유문이라고 하는데 유문부 근육이 선천적으로 두껍고 단단하여 젖을 잘 통과하지 못하면 구토를 심하게 하게 된다.

한편 많이 토하다 보면 영양실조는 물론이고 탈수증상이 오기 때문에 소아청소년과에 빨리 가서 초음파 검사로 진단 후 수술적 치료를 받아야 한다.

자기 점검을 할 수 있는 체크 포인트를 작성한 후, 코멘트를 통해 잘못 알고 있었던 부분 또는 혼동되었던 부분을 다시 한 번 바로잡아보자.

신생아 질환을 대하는 기본 방법

1. 간단한 신체적 반응에 대해 어떻게 대처하는가?

- 실내 먼지나 곰팡이 관리를 하고 있는가?
- 아기의 눈곱은 어떻게 관리하고 있는가?
- 구토를 막기 위해 수유 시 어떤 주의를 하는가?

기억하기

아기의 신체적 반응에 다음과 같이 대처하도록 한다.

- ◆ 재채기와 기침: 예방을 위해서는 적당한 습도가 필요하고 실내에는 먼지나 곰팡이가 없게 해야 한다.
- ◆ 딸꾹질: 세워 앉고 등을 토닥여 주거나 면 모자나 손수건으로 머리를 따뜻하게 해주도록 한다.
- ◆ 눈곱: 깨끗한 면봉, 탈지면, 거즈수건에 생리식염수를 묻혀 눈물구멍이 있는 앞쪽에서 바깥쪽으로 닦아 주거나 마사지를 해준다. 심

한 경우 안 용액을 넣어 주거나 소아안과 의사를 찾아가야 한다.
- 구토: 예방을 위해 젖을 먹인 후 20분 동안 등을 쓸어 준 다음 상체를 30° 상승한 자세로 아기를 눕히도록 한다.

2. 신생아에게 자주 나타나는 질병에 대해 인식하고 있는가?
  { · 열이 있을 때 어떻게 대처하는가?
    · 아기용품 위생에 어느 정도 주의하고 있는가?

:::: 기억하기 ::::

신생아에게 자주 나타나는 질병과 기본 대처법을 기억해야 한다.
- 감기로 인한 고열: 열이 나면 옷을 벗겨 30℃의 미지근한 물수건으로 닦아주어야 한다.
- 38℃ 이상의 고열: 세균 감염의 가능성이 있으므로 병원에 가야 한다.
- 영아 산통: 분유 수유 시 분유를 바꾸거나, 모유 수유 시 엄마는 유제품, 자극적인 음식, 밀가루, 카페인 제품, 감귤 종류의 과일, 포도 주스 등을 제한해 본다.
- 탈수증: 젖병 소독과 엄마의 젖꼭지 위생에 주의하고 그 밖의 아기 옷과 물품들의 위생도 엄격하게 관리해야 한다.
- 빈혈: 6개월 이후 이유식에 철분이 많은 음식붉은 살코기를 비롯한 푸른

채소, 김, 미역, 건포도, 콩 등을 넣는다.
- 중이염: 공갈 젖꼭지나 젖병 사용을 줄여야 한다.
- 황달: 수유 양을 늘리면 태변 배출이 빨라 황달을 줄여 주는 데 도움이 된다. 모유가 부족할 때는 일시적으로 분유 수유를 한다. 일주일 이상 황달이 지속되면 모유성 황달 등 다른 원인이 있을 수 있으므로 소아청소년과 의사를 찾아가야 한다.
- 아구창: 향진균제인 물약을 처방받고 식염수로 구강소독을 잘 해준다.
- 폐렴: 발열, 가래, 신음, 호흡곤란이 나타나는데 진행 속도가 빠르므로 바로 병원을 찾아야 한다.

3. 선천적인 이상에 대해 어떻게 조치를 하고 있는가?

- 아기의 발목 상태는 어떠한가?
- 아기의 두상 및 자세에 특별한 문제가 없는가?

기억하기

선천적 증상은 대부분 자연스럽게 좋아지지만 다음과 같은 증상은 조치를 할 필요가 있다.
- 외반·내반: 발 뒷목을 한 손으로 잡고 다른 손으로 밀어 주는 마사지를 한다. 내반인 경우에는 밖으로 밀고 외반인 경우는 안쪽으로 밀기.

- 두혈종: 두혈종이 없는 반대 방향으로 눕히거나 머리 수건을 살짝 받쳐서 눕힌다.
- 사두증: 심할 경우 헬멧 등을 활용해서 치료를 받게 한다.
- 신생아 사경: 위축된 목의 근육을 반대 방향의 어깨 쪽으로 하루에 5~6번 스트레칭을 해준다. 심한 경우 소아재활의학과 또는 소아신경외과 전문의를 찾아가야 한다.
- 신생아 쇄골 골절: 골절된 부분은 아기가 움직이지 못하도록 하거나 소아정형외과 전문의를 찾도록 한다.
- 선천성 비후유문 협착증: 구토가 심할 경우 이 증상을 의심하면서 소아청소년과를 찾아가야 한다.

Tip
쉬는 시간
읽을거리

소아 비만에 관하여

아기가 살이 찌는 것과 어른이 살이 찌는 것은 차원이 다르다. 아기가 살찌는 것은 지방 세포 수가 늘어나는 것이고, 어른이 살찌는 것은 지방 세포 수는 그대로인데 체 세포의 크기만 커지는 것이기 때문이다. 그래서 어릴 때 뚱뚱했던 아기가 커서 살이 빠진다 해도 지방 세포 수가 줄어드는 게 아니기 때문에 시한폭탄처럼 언제라도 갑자기 살이 찔 수가 있다.

따라서 아기가 만 1세가 되면서부터는 철저하게 식습관을 도와주어 위 용량이 너무 커지지 않게 미리 조심해야 한다. 즉, 고단백 식사를 하면서 비만의 주범인 탄수화물과 지방을 줄여나가야 한다. 만 2세까지는 지방과 탄수화물이 두뇌 성장에 꼭 필요하므로 서서히 줄여야 한다.

비만 예방을 위한 수칙은 다음과 같다.
- 0~6개월: 아기가 울 때마다 수유를 하면 아기의 위가 커져서 비만이 되기 쉬우므로 배가 고플 경우에만 수유한다. 3~4주 이후부터는 시간을 메모하며 수유하기.
- 6~24개월: 이유식을 할 때 스푼으로 줄 때보다 젖병에 담아 주면 빨리 많이 먹게 되어 비만이 되기 쉽다. 그러므로 스푼을 활용하도록 한다.
- 24개월 이후: TV를 보면서 음식을 먹으면 정신이 TV에 팔려 계속 먹게 되므로 살이 찌기 쉽다.

5교시
아기의 두뇌를 발달시키는 방법

수·업·목·표

1. 두뇌의 시기별 발달과 위치에 따른 기능에 대해 살펴보자.
2. 아기의 두뇌를 발달시키려면 어떻게 해야 할지를 살펴보자.
3. 아기의 감각을 발달시키려면 어떻게 해야 할지를 살펴보자.

일반적으로 아기가 태어난 직후에는 '어떻게 하면 건강한 아기로 키울 수 있을지'에 최대 관심을 둔다. 그러나 점점 성장하면서부터는 새로운 욕심이 추가된다. '우리 아기를 얼마나 똑똑하고 재능 있는 아기로 키울 수 있을지'를 생각하게 되는 것이다. 이것은 엄마라면 누구나 가질 수밖에 없는 바람이다. 그러다 보니 영유아기부터 이런저런 교육을 시키려는 엄마가 나타나게 되고 다른 아기와 비교하며 내 아기의 능력이 어떤지를 가늠해 보려는 일들도 비일비재하게 된다.

물론 아기를 똑똑하게 키우고 싶어 하는 것은 어쩌면 엄마로서 가질 수 있는 당연한 마음일지 모른다. 거기에다가 이 부분에 대해 욕심을 갖는 것 역시 너무나 자연스러운 현상일지 모른다. 하지만 이것이 다급함, 초조함, 스트레스로 이어져서는 안 된다. '저 집 아기는 저렇게 빠른데 왜 우리 아기는 느리지?' '왜 우리 아기는 아직 이것밖에 못 하지?' '저 집도 저런 교육 프로그램을 시키고 있으니 우리도 해야 하지 않을까?' 등을 생각하며 걱정할 필요가 전혀 없다. 더욱이 아기에게 그 스트레스가 전해지게 해서는 더더욱 안 된다.

이를 위해 시기별 아기의 발달 상태를 이해하고 두뇌가 어떤 식으로 발전하는지를 이해해야 한다. 이런 사실을 안다면 무작정 스트레스를 받거나 다급해 하기보다 여유 있는 마음으로 아기의 성장을 지켜볼 수 있게 되며 자연스럽게 각 시기에 맞는 교육을 할 수 있게 된다. 더 나아가 가장 필요한 것은 특정한 교육 프로그램이 아니라 엄마의 사랑과 관심임을 알게 될 것이다. 따라서 이번 시간에서는 아기의 두뇌가 어떤 특성을 갖고 있으며 그 두뇌의 발달과 감각의 발달을 위해 엄마가 도울 수 있는 것은 무엇인지를 다루도록 하겠다.

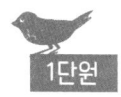

1단원 아기의 두뇌는 어떤 특성을 가지고 있는가?

1 ∞ 시기별 두뇌의 발달

신생아의 뇌는 350g으로 일반 성인의 1/4 정도만 갖춰진 상태라 할 수 있다. 그런데 이렇게 준비가 덜 된 상태에서 세상에 발을 딛게 되면 혼란스러울 수밖에 없다. 특히 엄마의 배 속에서 누리던 안락함이 사라져버렸기 때문에 더 당황스러울 수 있다. 따라서 이런 과도기에는 엄마의 도움이 절실할 수밖에 없다.

한편 돌이 되면 어른 뇌의 80% 정도로 발달하게 되고 만 2~3세에는 어른 뇌 모양 상태를 갖추게 된다. 즉, 이 시기에는 뇌가 거의 다 자랐다고 해도 무방하다.

이후 유아기에는 모든 시냅스가 발달하게 되는데 이것은 곧 '이 시기에 머리의 좋고 나쁨이 결정된다'는 것을 의미하기도 한다. 따라서 이 신경회로가 정교하고 치밀하며 두텁게 형성되도록 최대한 아기와 함께하면서 필요한 자극을 해주어야 한다. 이를 위해 태교 때부터 출생 후 1년까지 일관성 있는 태도로 아기의 의사 표현과 욕구를 충족시켜 주어야 한다.

한편 6개월 이전의 아기는 너무 흔들어 주면 안 된다. 머리 부위가 심하게 흔들리면 아기의 뇌가 손상될 수 있기 때문이다shaken baby 증후군.

2 ∘∘ 생후 100일까지의 뇌 발달

간혹 아기들을 독립적으로 키워야 한다는 육아 방법이 제시될 때가 있다. 그래서 일부러 혼자 자게 내버려 두는 경우도 종종 볼 수 있다. 그러나 뇌가 미성숙한 아기를 그런 식으로 키우는 것은 문제가 있다. 근래에 발표된 연구 결과 역시 이러한 육아 방법이 역효과를 초래한다고 밝히고 있다. 따라서 엄마와 아기는 이 시기 동안 행복한 시간을 많이 가져야 한다. 시간의 양은 물론 질 역시 중요하다는 것을 인식하며 아기와 특별한 시간을 보내야 한다.

한편 아기의 출생 후 100일까지는 엄마의 배 속에서 있었던 발달이 연장되는 시기라고 할 수 있다. 그러므로 세상으로 삶의 터전을 잘 옮길 수 있도록 엄마는 최대한 많은 도움을 주어야 한다. 구체적인 방법으로 따뜻한 스킨십을 해주어야 하며 자장가, 칭찬, 수용적인 태도 등으로 엄마와 애착 관계를 형성해 가야 한다. 이러한 관계 형성은 100일 이전 아기의 뇌를 건강하게 만드는 데 큰 도움이 된다.

3 ∘ 뇌 구조의 위치에 따른 기능들

뇌 하부에 위치한 뇌간은 중추신경계와 심장 및 호흡 기능을 조절하고 뇌간 위에 있는 두 개의 전구 모양으로 된 덩어리인 시상은 감각 정보를 처리하고 중계한다. 그리고 소뇌는 운동기능과 균형 감각을 조절하는데 입으로 빨고, 손으로 움켜쥐고, 울고, 잠자는 등의 단순한 기능을 감정, 지능, 운동 등의 높은 수준으로 발달시키려면 사랑이 담긴 대화, 따뜻한 손길과 표정, 동작 및 소리 등이 개입되어야 한다. 이와 같이 세상에서 받는 자극에 따라 그 기능을 발휘하는 수준이 달라질 수 있다. 특히 이러한 발달 과정은 아기가 태어나는 즉시 시작된다.

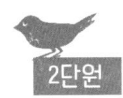
2단원 아기의 두뇌를 발달시키려면 어떻게 해야 할까?

1 ∘∘ 영유아의 뇌 발달을 돕는 환경

 엄마는 아기와 매일 같이 있어 주기만 할 것이 아니라 규칙적인 생활을 하게 함으로써 가족의 일원이 될 수 있게 해야 한다. 그렇게 할 때 아기는 안정감을 느끼면서 살 수 있다.

 미국 메릴랜드 로얄대학에 재직 중인 주디 오리온Judi A. Orion 교수는 "아기가 아침에 눈을 떠서 잠자리에 들 때까지 가능한 정해진 사람과 함께 반복적이고 일관되게 생활하는 것이 매우 중요하다"고 밝혔다. 동시에 "일정한 일상생활 속에서 아기는 예측할 수 있는 능력을 기르고, 생활 질서를 배우고, 질서를 통해 안도감을 느낄 수 있다"고 설명했다.

 예를 들어 아기가 울 때는 부드러운 목소리와 사랑을 담은 손길로 안아 토닥여 주어야 하며, 평소에는 엄마의 다정한 얼굴과 목소리, 맛있는 요리를 할 때 가득 퍼지는 냄새, 모유 수유의 맛 등의 감각적인 요소에 익숙해질 수 있게 해야 한다. 이것은 아기가 세상을 살아가는 준비를 할 수 있게 한다.

2 ∘∘ 머리 좋은 아기로 키우려면

 머리 좋은 아기로 키우기 위해 가장 중요한 것은 어른들이 아기 옆에서 많은 대화를 하며 우리말을 제대로 할 수 있도록 가르치는 것이다.

또한 모유 수유를 하면서 엄마의 품에서 안정감을 느끼게 해주는 것, 밤중에 깨지 않고 깊은 잠을 잘 수 있도록 하는 것도 머리를 좋게 하는 데 도움이 된다. 그밖에도 잘 먹여 주고, 울면 잘 달래주고, 자주 놀아주고, 수많은 종류의 책을 많이 읽어 주면서 영유아기부터 이야기하는 습관을 들여야 한다. 특히 잠들기 전에 책을 읽어 주면 창의력이 많이 생기므로 되도록 텔레비전은 켜두지 말아야 한다.

3 ◦◦ 사고력과 직관력이 있는 아기로 키우려면

사고력과 직관력을 키우기 위해서는 독서를 많이 시켜야 하는데 특히 역사책이 도움이 된다. 영아기에는 어려울 수 있지만 유아기부터는 조금씩이라도 이해해 나갈 수 있으므로 이 시기부터는 역사책 읽어 주기에 도전해 보도록 한다. 한편 글을 읽고 쓰는 것이 가능해지면 '많이 쓰기'보다 '많이 생각한 후에 쓰는 습관'을 길러 주어야 한다. 그런 차원에서 일기는 큰 도움이 된다.

더불어 일상생활에서 토론 연습을 할 필요가 있다. 이러한 토론은 사고력을 풍부하게 하는 데 도움이 될 뿐만 아니라 자신을 표현하는 방법을 키우게 한다. 또한 상대의 의견을 이해하는 데에도 많은 도움을 준다.

4 ◦◦ 우뇌와 좌뇌의 발달

어릴 때는 우뇌가 발달하고 커서는 좌뇌가 발달한다. 여기서 우뇌는 이미지 뇌로 창조적, 예술적인 면과 연관이 깊으며, 좌뇌는 언어 뇌로 이성적 학습과 연관이 깊다.

따라서 0~6세까지는 책을 많이 읽어 주되 책 속의 그림을 자주 보여 주어야 한다. 또한 음악도 다양하게 들려주어야 한다.

이후에 7세가 되면 좌뇌가 열리기 시작하는데 이때부터 학습적인 부분이 자연스럽게 발달하기 시작한다. 따라서 그 이전에 학습 능력이 발달하지 않는다고 하여 스트레스를 주어서는 안 된다. 특히 아기들 뇌에는 실린더 같은 특성이 담겨 있어서 스트레스를 받으면 조금씩 쌓이고 쌓여 청소년기에 폭발할 수 있다.

실제로 350명 중 1명이 좌뇌가 빨리 열려 3~4세에 천재처럼 보이는 경우가 있는데 초등학교 3학년이 되면 다른 아이들과 똑같은 수준에 이르게 된다. 반면에 오히려 늦게 한글을 익힌 아이가 고학년이 되어서 더 높은 실력을 드러내는 경우도 있다.

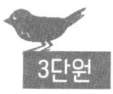 **3단원** 아기의 감각 발달을 위해 어떤 노력을 해야 할까?

1 ∘∘ 다양한 감각을 통해 전해지는 사랑

아기는 엄마의 사랑을 절대적으로 필요로 한다. 엄마의 사랑 없이 아기가 할 수 있는 것은 먹고 숨 쉬는 것뿐, 다양한 자극을 받지 못하게 된다. 반대로 충분한 사랑을 통해 눈과 귀 등으로 자극을 받으면 뇌가 성숙해진다.

한편 사랑을 감각으로 전해 주고자 할 때는 특정 감각만이 아니라, 시각, 청각, 촉각, 미각, 후각이 어우러질 수 있게 해야 한다. 그렇게 오감이 조화를 이루어 사랑이 전해질 때 아기의 감각이 골고루 발달할 수 있다.

이를 위해서는 언어, 청각, 수학, 과학, 명화 등의 분야가 한쪽으로 편중되지 않게 해야 하며, 최대한 다양한 분야를 접할 수 있게 도와야 한다. 특히 만 3세 전에는 우뇌가 집중적으로 발달하는 시기이므로 학습이 아닌 놀이로 습관을 만들어 주는 것이 중요하다. 이렇게 생물학적으로 꾸준하게 제공되는 모든 노력이 더해지면 아기는 그 사랑에 힘입어 많은 발전을 거듭할 것이고 엄마가 준 사랑에 보답하듯 똑똑하게 성장할 것이다.

2 ∘∘ 청각, 시각, 촉각과 육아의 관계

청각, 시각, 촉각 이 세 가지는 아기를 먹이고, 달래고, 재우는 일과 관련되어 있다. 먼저 청각과 관련하여 살펴보면, 아기는 엄마 배 속에서부터 엄마의 목소리를 알아듣는다. 그런데 출생 후 100일까지 이 친숙한 목소리를 지속적으로 듣게 되면 아기는 엄마 목소리에 즉각 반응하게 된다. 그만큼 이 시기의 엄마 목소리와 아기의 청각 발달은 밀접한 관련을 맺는다.

다음으로 시각과 관련하여 살펴보면, 아기의 시각은 청각보다 늦게 발달한다. 눈 주위의 그늘과 얼굴 윤곽, 명암 대비를 통해 엄마는 어느 정도 볼 수 있으나 나머지는 흐릿하게 보일 뿐인 것이다. 특히 아기에게 있어서 '보는 것'이 어려운 이유는 눈으로 들어오는 뇌 부위의 발달이 충분하지 않기 때문이라고 할 수 있다. 그래서 다른 감각기관에 비해서 서서히 발달하는 시각은 '어두운 자궁 속에서 환한 빛의 세계로 나아가는 것과도 같다'고 비유되곤 한다. 아기의 시력은 60개월이 되어야 0.6이 된다고 한다.

마지막으로 촉각과 관련하여 살펴보면, 아기는 40주간 '엄마 배 속'이라는 공간이 주는 영향을 받게 된다. 그리고 태어난 후에는 속싸개로 감싸주고 달래주는 손길에서 특별한 감정을 느끼며 자라게 된다. 그런데 여기서 더 나아가 아기가 울 때 토닥여 주고 쓰다듬어 주면 아기 뇌에서는 화학 물질이 분비되어 평온한 상태를 유지해 줄 수 있다. 그만큼 촉각은 아기의 감정을 다스리는 데 중요한 역할을 하게 된다.

3 ∘∘ 감각 발달을 위한 놀이 시작 단계

첫 번째 단계는 젖꼭지를 물리며 손과 발을 많이 만져 주는 것이다.

두 번째는 모빌 달아주기이다. 아기는 태어나서 두 달까지는 흑과 백만 보이므로 모빌은 흰색 아니면 검정으로 달아주되, 아기는 시력이 약하므로 상대적으로 큰 풍선을 달아주어도 좋으며, 엄마와 아빠는 흰색과 검은색의 옷을 입는 것도 도움이 된다.

한 달이 지나 속싸개를 풀 때부터는 아기 손목에 50㎝ 길이로 풍선을 묶은 고무줄을 끼워주고 팔이 움직일 때마다 풍선의 움직임도 느끼게 한다.

3개월부터는 눈앞에 원색의 다양한 모빌^{풍선}을 달아서 흔들어 소리를 내면 아기는 호기심을 보이며 잡고 싶어 하게 되는데 이때 눈과 손의 협응력 발달을 이끌어가게 된다. 이것은 소근육은 물론 두뇌 발달에도 도움이 된다. 그리고 이 시기는 엄마가 원색으로 옷을 입는 것이 좋다.

세 번째 단계는 까꿍 놀이다. 이 놀이는 아기에게 어떤 물체가 가려져 보이지 않더라도 그것이 사라지지 않고 존재한다는 것을 가르쳐 줌으로 아기의 호기심을 길러주는 것은 물론 시각, 인지 발달에 도움이 된다. 놀이방법은 아기와 눈을 마주 본 상태에서 손으로 엄마의 얼굴을 가렸다가 손을 내리며 '까꿍' 해주는 것이다.

네 번째 단계는 자전거 타기다. 누워만 지내는 아기를 자주 만져주고 다리 운동을 시키기에 좋은 방법인데 특히 이 자전거 타기는 아기의 대근육 발달과 관절에 자극을 주어 성장에 도움이 된다.

다섯 번째 단계는 숨바꼭질 놀이다. 어느 정도 자란 아기들을 대상으로 할 수 있는 것인데, 아기들이 옷장에 숨으면 엄마는 아기가 어디에 숨었는지 알면서도 아기를 찾는 척하는 것이다. 이때 아기의 뇌 속에는 뇌세포가 엄청나게 생겨난다.

자기 점검을 할 수 있는 체크 포인트를 작성한 후, 코멘트를 통해 잘못 알고 있었던 부분 또는 혼동되었던 부분을 다시 한 번 바로잡아보자.

똑똑한 아기를 만들기 위한 방법

1. 아기에게 어떤 식으로 사랑을 표현하는가?
   - 아기를 대하는 엄마의 태도에 일관성이 있는가?
   - 6개월 이전의 아기를 심하게 흔들지는 않는가?
   - 아기에게 충분한 자극을 전달해 주고 있는가?

기억하기

뇌가 미숙한 상태에서 태어난 아기는 엄마의 도움이 절대적으로 필요하다.

- 돌이 되면 어른 뇌의 80% 정도로 발달하게 되고, 만 2~3세에는 어른 뇌 모양 상태를 갖게 된다.
- 유아기 때 머리의 좋고 나쁨이 결정되므로 이때 함께해 주면서 자극을 충분히 전해 주어야 한다.
- 태교 때부터 출생 후 1년까지 일관성 있는 태도로 의사 표현과 욕

구를 충족시켜 주어야 한다.
- 한편 6개월 이전의 아기는 뇌 손상을 막기 위해 너무 흔들어 주면 안 된다.

2. 아기에게 어떤 표정과 대화를 건네는가?
- 아기와의 대화 방식은 어떠한가?
- 최근 아기에게 주로 짓는 표정은 어떠한가?

기억하기

아기에게 건네는 표정, 말 하나하나가 다 중요하다.
- 생후 100일까지는 엄마의 배 속에서 있었던 발달이 연장되는 시기이므로 애착 관계 형성에 힘써야 한다.
- 따뜻한 스킨십, 자장가, 칭찬, 수용적인 태도 등은 뇌 건강에 도움이 된다.
- 단순한 기능을 감정, 지능, 운동 등의 높은 수준으로 발달시키려면 사랑이 담긴 대화, 따뜻한 손길, 표정, 동작, 소리 등이 필요하다.

3. 아기의 머리를 좋게 하는 방법은 무엇인가?
- 하루에 몇 시간 정도 아기와 놀아주고 있는가?
- 하루에 책은 어느 정도 읽어 주고 있는가?

> 기억하기

6세까지는 최대한 잘 놀아주고 품어 주는 것이 두뇌 발달에 가장 큰 도움이 된다.

- 많은 대화를 하기, 잘 먹이기, 울면 잘 달래기, 자주 놀아주기 등의 습관이 아기의 머리를 좋게 한다.
- 사고력과 직관력을 키우는 데에는 역사책, 일기, 토론 등이 도움이 된다.
- 0~6세까지는 우뇌가 발달한다 창조적, 예술적인 부분 발달.
- 7세가 되면 좌뇌가 열리기 시작한다 학습적인 부분 발달.

4. 아기의 두뇌 발달에 도움이 되는 놀이에는 어떤 것이 있는가?

{ · 아기와 주로 하는 놀이에는 어떤 것이 있는가?
  · 놀이보다 학습을 시키려고만 하지 않는가?

> 기억하기

아기와 교감을 이루는 놀이를 충분히 하면 감각, 두뇌 발달에 도움이 된다.

- 까꿍 놀이: 아기와 눈을 마주 본 상태에서, 손으로 엄마의 얼굴을 가렸다가 손을 내리며 '까꿍' 해준다.
- 풍선 놀이: 풍선을 불어서 묶은 뒤 끈을 연결해 준다. 다음으로 이

끈을 아기 눈에서 50cm 전후로 떨어지게 묶어두도록 한다.
- 모빌: 다양한 모빌을 달아서 흔들어 주거나 소리를 낸다.
- 자전거 타기: 항상 누워만 지내는 아기를 자주 만져주고 다리 운동을 시키기에 좋은 방법이다.
- 숨바꼭질 놀이: 술래가 되면 아기가 있는 곳을 알면서도 찾는 척을 한다.

Tip
쉬는 시간
읽을거리

시기별로 이루어지는 정서 분화

- 1개월: 미소 배냇짓로 의사를 표현한다. 잡는 반사가 강해 주먹을 꼭 쥐곤 한다.
- 2개월: 미소가 줄고 웃음으로 답한다. 소리 나는 곳에 시선을 돌려 찾는다.
- 3개월: 가슴을 든다. 소리 내어 웃고 옹알이를 하며 우는 시간이 줄어든다. 익숙한 얼굴을 알아본다.
- 4개월: 머리를 가눈다. ㄴ,ㄱ,ㅋ,ㅍ,ㅂ, 등의 자음 소리를 낸다. 눈과 손의 협응 능력이 생긴다.
- 5개월: 잡아주면 앉는다. 거울에 비친 자신을 보며 웃는다. 젖병을

양손으로 꼭 잡는다.

- 6개월: 무릎에 앉는다. 옹알이를 단음절 말과 비슷하게 소리 낸다.
- 7개월: 아기용 의자에 앉는다. '까까, 맘마, 빠빠, 엄마'를 말한다. 싫어하는 음식은 입을 꼭 다물고 먹지 않으려 한다.
- 8개월: 기대지 않고 혼자 앉는다. '안 돼!'라는 말에 반응한다. 옷 입거나 기저귀 가는 것을 싫어한다.
- 9개월: 기어 다니기 시작한다. 엄지와 검지로 물건을 잡는다. 혼자 자는 것을 두려워한다.
- 10개월: 기구를 잡고 일어선다. '빠이빠이'를 말한다. 시선을 끌기 위해 동작을 반복한다.
- 11개월: 기구를 잡고 걷는다. '까꿍 놀이'나 '야옹 놀이'를 한다. '싫다'는 뜻으로 머리를 흔든다.
- 12개월: 한 손을 잡고 걷는다. 동물 소리를 흉내 낸다. 감정질투, 애정, 화남, 두려움을 드러낸다.
- 15개월: 계단을 기어오른다. 재잘거린다. 낯선 사람에 대한 두려움이 적어진다. 분노를 표현하기도 한다.
- 18개월: 서투르지만 달리기를 한다. 장갑, 양말, 신발을 벗고, 지퍼를 내린다. 소유의식이 강해진다.
- 24개월: 한 계단을 두발로 딛는다. 배변, 음식을 요구할 때 말로 표현한다.

30개월: 한 발로 선다. 이름을 말한다. 낮 동안 대소변을 가린다. 성별 차이에 관심을 갖는다.

〈아기 성장발달표〉

	남아			여아		
	몸무게	키	머리둘레	몸무게	키	머리둘레
신생아	3.40	50.8	34.6	3.30	50.1	34.1
1개월	4.56	55.2	37.3	4.36	54.2	36.3
2개월	5.82	59.0	39.2	5.49	58.0	38.9
3개월	6.81	62.5	40.7	6.32	61.6	40.6
4개월	7.56	65.2	41.9	7.09	63.8	41.7
5개월	7.93	66.8	42.8	7.59	65.7	42.5
6개월	8.52	69.0	43.7	7.95	67.5	43.1
7개월	8.74	70.4	44.1	8.25	69.1	43.7
8개월	9.03	71.9	44.7	8.48	70.5	44.3
9개월	9.42	73.5	45.2	8.85	72.2	44.8
10개월	9.68	74.6	45.7	9.24	73.5	45.4
11개월	9.77	76.5	46.1	9.28	75.6	45.9
12개월	10.42	77.8	46.4	10.01	76.9	46.6
15개월	11.00	80.1	47.1	10.25	79.2	47.2
18개월	11.72	82.6	47.7	11.23	81.8	47.9
21개월	12.30	85.1	47.9	12.03	84.4	48.6
24개월	12.94	87.7	48.4	12.57	87.0	49.1
36개월	15.08	95.7	49.6	14.16	94.2	50.5

*아기 몸무게 & 키

〈예방접종표〉

나이	예방접종 종류	참고사항
0~4주	결핵BCG 피내용	생후 4주 이내 접종
0~6개월	B형 간염	3회 접종 0, 1, 6개월
2~15개월	뇌수막염Hib	3회 접종 2, 4, 6개월 추가 접종 12~15개월
2개월~만6세	소아마비 폴리오	3회 접종 2, 4, 6개월 추가 접종 만4~6세
2~59개월	폐렴구균 단백결합백신 10가, 13가	3회 접종 2, 4, 6개월 추가 접종 12~15개월
2개월~만12세	디프테리아/파상풍/ 백일해DPT	3회 접종 2, 4, 6개월 추가 접종 15~18개월, 만4~6세, 만11~12세
2개월~만6세	디프테리아/파상풍/ 백일해+폴리오 콤보 백신	3회 접종 2, 4, 6개월 추가 접종 만4~6세
12~15개월	수두	1회 접종 12~15개월 추가 접종 만4~6세
12~15개월	홍역/유행성이하선염/ 풍진MMR	1회 접종 12~15개월 추가 접종 만4~6세
12~35개월	일본뇌염 생백신	1회 접종 12~24개월 추가 접종 12개월 후
12개월~만12세	일본뇌염 사백신	3회 접종 12~36개월 추가 접종 만6세, 12세
6개월~만4세	인플루엔자	우선 접종 권장 대상자
24개월~만12세	장티푸스	고위험군에 한하여 접종

*제공: 질병관리본부

6교시
감정과 정서의 건전한 발달을 위한 노력

수·업·목·표

1. 아기의 감정 조절의 중요성과 기본적인 방법에 대해 살펴보자.
2. 아기의 정서 발달을 위해 엄마가 해야 할 일에 대해 살펴보자.
3. 아기와의 대화와 표현 기술을 발달시키는 방법에 대해 살펴보자.

아기 때는 한없이 천사 같았는데 자라면서 폭력적인 사람으로, 혹은 부적응적인 사람으로 변하는 경우가 있다. 이것은 과연 그 사람 혼자만의 탓일까? 그 사람이 태어날 때부터 그런 부적응성과 폭력성을 타고난 것일까? 사람의 정서를 변화시키는 데에는 여러 요인이 있겠지만 가장 지대한 영향을 미치는 것은 가정환경이다. 엄밀히 말해 부모의 영향이 가장 크다. 특히 어린 시절 부모에게 받았던 영향이나 부모와의 관계가 막대한 영향을 미친다. 다만, 어린 시기이기 때문에 그것이 얼마나 큰 영향을 미치는지 눈치채기 어려울 뿐이다.

그러므로 아직 말을 하지 못해 일반적인 방식으로 소통을 할 수 없는 아기에게도 신중한 태도로 다가가야 한다. 엄마의 기분이 언짢다고 해서 함부로 표현하고 대할 것이 아니라, 매사에 애정이 담긴 표현을 전해 줄 수 있어야 한다. 훈계해야 하는 순간에도 화에 못 이겨 혼내는 것이 아닌, 아기를 사랑하기 때문에 혼내는 것임을 알게 해주어야 한다. 더 나아가 부모는 행복한 부부의 모습을 보여 줌으로써 아기에게 정서적 역할의 모델이 될 수 있어야 한다.

따라서 여기에서는 아기의 감정조절에 도움이 될 수 있는 지침과 시기별 부모의 역할, 그리고 아기와의 소통과 대화에 관한 조언 및 아기의 정서 발달을 위해 필요한 관계들을 살펴보도록 할 것이다.

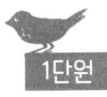
1단원 감정 조절은 왜 중요하며 어떻게 조절해야 하는가?

1 ∘∘ 감정 조절 능력의 중요성

아기가 자라면서 감정 조절을 잘 하지 못하게 되면 우울증과 불안 장애가 올 수 있다. 이러한 정서의 문제는 훗날 사회에서 성공적이고 행복한 삶을 사는 데 커다란 걸림돌이 된다. 뛰어난 지능을 가지고 있음에도 불구하고 정서에 문제가 있으면 공동체 안에서 적응 자체가 어려울 수 있다.

반면 감정 조절을 잘 하는 아기는 성취동기 수준이 높을 수밖에 없는데 이것은 회복력_{어려운 상황 속에서 다시 회복시킬 수 있는 능력}과 관련된다. 즉,

감정 조절에 능숙하면 회복력 역시 높아 새로운 도전에 대한 두려움이 사라지게 되는 것이다. 이와 달리 감정 조절이 미숙하면 도전 과제 앞에서 즐기려고 하기보다는 스트레스를 더 많이 받게 되며 그 스트레스를 회복하는 과정 역시 어려워하게 된다.

2 ∘∘ 아기의 감정 조절 능력을 키우는 방법

감정조절을 잘 할 수 있게 성장하려면 우선 엄마가 아기의 감정에 공감해 주어야 한다. 또한 안 되는 것에 대해서는 '왜 안 되는지' 그 이유를 짧게라도 설명해 주어야 하며, 그에 대한 대안 역시 적절하게 마련해 주어야 한다.

여기에 추가적으로 엄마 자신의 감정 조절 방식 역시 아기에게 큰영향을 미친다. 만약 엄마가 아기 앞에서 수시로 화를 내고 그 감정을 조절하지 못하면 아기 입장에서는 그것이 '해도 되는 행동'으로 인식되어 버린다. 곧 엄마의 그 행동이 모델이 되는 것이다. 그뿐만 아니라 엄마가 위기나 도전 과제 앞에서 좌절하고 피하려는 모습만 보이면 아기 역시 도전 정신과 회복 의지가 없는 사람으로 성장하게 된다. 엄마의 모습은 아기들이 알고 있는 세상의 전부이기 때문이다.

3 ∘∘ 부정적 정서를 바로 잡기 위한 대안들

아기가 나타낼 수 있는 부정적인 정서에는 여러 유형이 있다. 대표적으로 몇 가지를 살펴보면 다음과 같다.

먼저 낯가림하는 유형이 있다. 보통 낯가림은 7~8개월쯤 되면 심해지는데 그 이유는 이 시기에 아는 사람과 낯선 사람을 구분하는 능력이 생기기 때문이다. 즉, 이 시기의 낯가림은 지극히 자연스러운 현상이다. 그러나 24개월이 되어도 낯가림이 심하다면 그대로 내버려 두지 말아야 한다. 우선 엄마는 아기를 놀라게 하지 말아야 하고 평소에 자신감을 갖도록 칭찬을 많이 해주어야 한다. 또한 주변에 사람들이 많이 있게 하여 사람들과의 만남이 편안해질 수 있게 해야 한다.

다음으로 산만한 유형이 있다. 물론 아기들이 걷기 시작하면서부터는 잠시도 가만히 있지 않으려는 등, 어느 정도 산만한 모습을 드러낼 수밖에 없다. 이 역시 지극히 정상적인 발달 과정이므로 크게 걱정하지 않아도 된다. 그러나 산만한 모습이 더 심해지지 않도록 어느 정도 교육적, 환경적 노력을 할 필요가 있다. 강압적으로 규제해서는 안 되지만 자연스럽게 집중력을 갖도록 도와줄 필요가 있다. 가령 어수선한 주변 환경 속에 지속적으로 노출되지 않게 해야 하며 카페인 함유 음료 역시 피할 수 있게 해야 한다. 또한 규칙적인 생활 습관을 갖게 하고 잠자리에 들기 전에는 동화책을 읽어 주어 집중력을 높여 주어야 한다.

이밖에도 특정한 잘못을 버릇 삼아 드러내는 유형이 있다. 우선 이런 모습이 나타났을 때는 엄마가 '무엇이 문제인지'를 그 자리에서 분명하게 짚어 주어야 한다. 모호하게 혼내는 것이 아니라, 잘못된 부분이 무엇인지 설명해 주고 그 행동을 중지할 수 있도록 유도해 주어야 한다. 그리고 아기가 그 행동을 멈추면 곧바로 칭찬해 주어야 한다. 칭찬할 때도 막연한 칭찬보다는 구체적으로 해야 하며 얼굴 표정에서도 진심이 느껴질 수 있게 해야 한다.

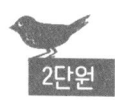 **2단원** 아기 정서 발달에 따른 시기별 부모의 역할

1 ∘∘ 영아기의 부모 역할

　신생아기에는 신체적 안정과 성장을 위한 배려, 즉 생리적 보호 위주로 양육을 해야 하며 100일가량이 되었을 때는 눈 맞추기, 옹알이 등 아기와의 놀이를 시작해야 한다. 더불어 생리적 욕구를 충족시켜주는 것은 물론, 신체적 안정, 안락감, 심리적 안정, 엄마와 안정된 애착 형성을 위해 노력해야 한다.
　한편 돌 전후가 되면 자율성 발달을 위한 노력을 시작해야 하는데, 행동의 자유와 선택의 기회를 부여하여 자신감을 갖게 해주어야 한다. 이를 위해 풍부한 감각적 경험과 다양한 동작 경험을 하도록 환경을 제공해야 한다. 또한 양육자로서의 역할, 상호작용 대상자로서의 역할, 다양한 자극 제공자로서의 역할, 학습경험 제공자로서의 역할을 동시에 인식하며 수행해 나가야 한다.

2 ∘∘ 유아기의 엄마 역할

유아기는 대근육에 의한 신체 운동기능이 발달하는 것은 물론, 언어 능력, 호기심, 상상력, 지능이 발달하는 시기다. 이 부분을 끌어올려 주기 위한 노력이 필요한데 놀이와 경험이 결정적 역할을 할 수 있다.

이와 더불어 친사회적 행동 발달이 이루어질 수 있게 해야 하는데 이것은 양심이나 도덕성을 발달시키는 것과 연관된다. 또한 해도 되는 일과 해서는 안 되는 일을 구분할 수 있게 하고, 용납될 수 없는 일은 엄격히 제지하여 간단한 벌이 주어져야 한다. 이런 방식으로 기초적인 인격이 형성되어야 하는 것은 물론 주변 환경에 적극적으로 도전하도록 격려하는 역할이 필요하다.

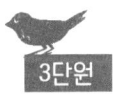 **3단원** 아기와의 대화와 표현 기술을 발달시키기 위한 방법

1 ∘∘ 아기와의 대화 기술

보스턴 소재 '유아와 아동에 대한 신경 행동학 연구소'의 알스 박사는 생후 첫날부터 아기와 엄마가 표정으로 대화하기 시작하는 것을 목격했다. 아기가 눈을 뜨면 엄마는 행복에 젖어 아기와 대화를 하고 싶어 하고, 아기가 하품과 재채기 등을 할 때 엄마가 아기를 토닥이는 방식으로 반응을 하는데 이러한 모습을 통해 알스 박사는 아기가 엄마에게 신호를 보내어 대화를 이끌어 내는 것이라고 설명했다.

이러한 현상은 아기가 자신이 사랑하는 엄마를 곁에 붙들어 두고 기회가 생길 때마다 대화를 원한다는 사실을 알게 해준다. 더 나아가 엄마는 이러한 행동들에 반응해 주어야 함을 알게 한다. 실제로 이와같은 상호작용은 아기의 두뇌 뉴런 형성에 도움을 줄 수 있다.

한편 엄마나 아빠, 조부모 등이 아기 옆에서 하루 6시간 이상 대화를 들려주는 것이 좋다. 이렇게 들은 말이 모국어가 되는데, 만약 이 시기에 모국어를 제대로 배우지 못하면 언어 부분의 두뇌 발달이 뒤쳐지게 된다.

2 ∘∘ 여러 가족과의 관계가 주는 효과

『우리 아이의 머릿속philosophical baby』의 저자 앨리슨 고프닉Alison Gopnik은 '아이들은 자신을 돌보는 사람의 표정을 흉내 내면서 자신의 정서도 동시에 표출한다'고 설명한다. 1995년 아동 양육 연구학회 논문집 「Monographs of the Society for Research in Child Development」에는 이러한 사실이 잘 나타나는데, 이 연구에 의하면 아기들은 자신에게 지속적으로 메시지를 보내는 최소한 세 명의 성인이 있을 때 최선을 다한다고 한다.

또한 『어머니와 타인들Mothers and Others』의 저자 세라 블래퍼 허디Sarah Blaffer Hrdy는 부모가 아닌 가족들의 돌봄을 받으며 시간을 보내는 것이 타인의 윤곽을 자각하는 데 도움이 되며, 이는 지능개발에도 영향을 미친다고 설명하고 있다. 이런 내용을 통해 어린 시절에 경험하는 다양한 대인관계가 얼마나 중요한지를 알 수 있다.

3 ○○ 옹알이에 대응하는 방법

아기는 엄마가 자신의 상태를 좀 더 쉽게 이해할 수 있도록 행복이나 슬픔 등의 표정을 과장되게 드러낸다. 특히 순간순간 '흥미롭다'는 것을 느낄 때 옹알이를 하다.

이와 관련하여 아동 심리학자 마이클 골드스타인Michael Goldstein은 '옹알이는 아기의 뇌가 학습할 준비가 되어 있다는 청각적 표현이다'라고 설명했다. 그런 차원에서 아기가 옹알이를 하다가 잠시 멈추는 동안에 어떻게 반응해야 하는지를 배울 필요가 있다. 우선 엄마가 옹알이에 즉시 반응하는 식의 대화가 아기의 두뇌개발에 가장 좋은 방법일 것 같지만, 정작 아기의 옹알이에 100% 반응하면 오히려 지루해하고 다른 곳으로 관심을 돌려버릴 수 있다. 따라서 골드스타인은 옹알이의 50~60%만 반응할 것을 말하고 있으며, 이것이 오히려 아기를 보다 똑똑하게 만드는 대화법이라고 했다.

4 ○○ 아빠와의 스킨십이 중요한 이유

아기의 정서 발달에 있어 아빠의 영향은 막대하다. 무엇보다 아빠가 해주는 아기 목욕과 아빠의 마사지는 엄마와는 또 다른 체온 전달로 아기로 하여금 편안함을 느끼게 해준다. 또한 혈액 순환에 도움이 되는 것은 물론 엔도르핀 분비를 활성화시켜 두뇌 발달을 촉진한다.

특히 이런 스킨십은 아기들의 신체적 반응과 표정, 웃음소리 등 아기가 보내는 다양한 신호를 더 잘 표현될 수 있게 해준다. 또한 스킨십과 더불어 아빠와 아기의 아이 콘택트눈빛 교환 역시 유대감을 강화시켜준다.

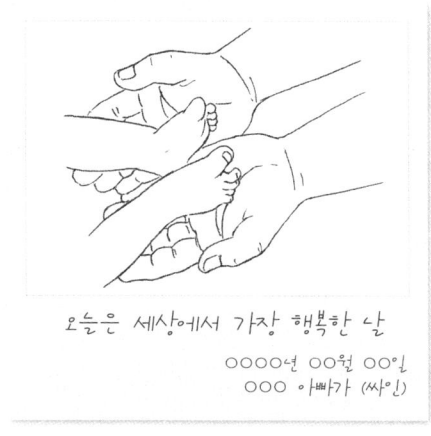

오늘은 세상에서 가장 행복한 날
○○○○년 ○○월 ○○일
○○○ 아빠가 (싸인)

〈아빠 손바닥 위에 아기 발을 올려 사진 찍기〉

5 ∘∘ 엄마와 아빠 사이가 아기의 정서에 미치는 영향

평상시 엄마와 아빠의 모습은 아기에게엄밀히 말해 앞으로의 아기 인생에 매우 큰 영향을 미친다. 특히 아기는 엄마와 아빠 사이의 갈등으로부터 많은 영향을 받게 된다. 아기에게는 신과도 같은 엄마와 아빠가 서로 싸우고 갈등하는 모습을 보이면 무의식중에 부정적인 정서가 깃들 수밖에 없다.

따라서 싸우더라도 아기가 보지 않는 곳에서 싸워야 한다. 만약 어쩔 수 없이 싸우는 것을 보였다면 화해하는 모습을 반드시 보여 주어야 하는데 이것은 아기가 나중에 갈등 상황 속에서 원만하게 해결하는 방법을 배울 수 있게 해준다. 그런데 엄마와 아빠가 싸운 뒤 화해 과정 없이 다시 다정하게 행동하면 아기는 해결 모델을 제대로 배울 수 없고 그 자체를 이상하게 인식하게 될 것이다.

그만큼 강하고 총명한 아기로 성장시키기 위하여 엄마와 아빠가 먼저 행복한 모습, 지혜롭게 관계를 이끌어나가는 모습을 보여 주어야 한다. 이를 위해 엄마에게는 무엇보다 아빠의 사랑이 절실히 필요하고, 아빠에게는 엄마의 위로가 간절하다는 사실 역시 놓치지 말아야 한다. 아빠의 사랑을 받고 자란 아기는 자신감이 있고 엄마의 사랑으로 자란 아기는 정서적으로 안정이 되어 있다.

자기 점검을 할 수 있는 체크 포인트를 작성한 후, 코멘트를 통해 잘못 알고 있었던 부분 또는 혼동되었던 부분을 다시 한 번 바로잡아보자.

아기의 정서 발달을 위한 노력들

1. 아기의 부정적 정서를 어떻게 대응해 주고 있는가?

- 최근 아기에게서 나타나는 부정적인 정서에는 어떤 것이 있는가?
- 아기가 낯가림이 심할 때 어떻게 대응하는가?
- 아기가 산만한 모습을 보일 때 어떻게 대응하는가?
- 아기가 잘못을 했을 때 어떻게 반응하는가?

기억하기

정서 발달을 위해 어릴 때부터 올바른 방법으로 문제를 해결해 준다.

- 낯가림을 하는 유형: 아기를 놀라게 하지 말고 자신감을 갖도록 칭찬해 주며 다른 사람과의 만남이 편해질 수 있게 한다.
- 산만한 유형: 많은 장난감과 어수선한 주변 환경에 계속 노출되지 않게 하고 규칙적 습관, 잠자기 전에 책을 읽는 습관을 기르게 한다.
- 특정한 나쁜 버릇이 나타나는 유형: 문제점을 그 자리에서 짚어 주

고 잘못을 중지하면 구체적으로 칭찬해 준다.

2. 시기별로 엄마의 역할이 어떻게 달라지는가?
   - 영아기 아기와 어떤 방식으로 소통하고 있는가?
   - 유아기 아기가 잘못했을 때 어떤 행동을 취하는가?

> 기억하기

영아기, 유아기에 맞는 부모 역할이 있다.
- 100일쯤 되었을 때 눈 맞추기, 옹알이 등 아기와의 놀이를 시작한다.
- 생리적 욕구를 충족시켜주고 신체적 안정, 안락감, 심리적 안정, 부모와 안정된 애착 형성을 위해 노력해야 한다.
- 돌 전후가 되었을 때는 자율성 발달을 위해 노력해야 한다.
- 행동의 자유와 선택의 기회를 부여하기 위해 활발한 상호작용 및 다양한 자극을 제공해야 한다.

3. 아기 앞에서 부모로서 어떤 관계를 보여 주고 있는가?
   - 아기의 옹알이에 어떤 식으로 반응하는가?
   - 아기 앞에서 부부싸움을 어느 정도로 하는가?
   - 부부싸움을 하게 되면 어떤 식으로 해결하는가?
   - 아빠는 아기와 어느 정도 시간을 보내며, 어떤 역할을 담당하는가?

> 기억하기

아기의 정서에 엄마와 아빠의 행복한 모습과 아빠의 역할은 매우 큰 영향을 미친다.

- 옹알이의 50~60% 정도만 반응해야 아기를 보다 똑똑하게 만들 수 있다.
- 아빠가 시켜주는 목욕과 아빠의 마사지는 정서적 안정을 제공하고 엔도르핀 분비로 두뇌 발달을 촉진한다.
- 아빠와 아기의 아이 콘택트는 유대감을 강화시켜준다.
- 부부싸움을 한 후 해결하는 모습을 보여 줌으로써 갈등 상황 속에서 원만하게 해결하는 방법을 배우게 해야 한다. 되도록 싸우지 않는 것이 좋다.

Tip
쉬는 시간
읽을거리

아기에게 나타나는 정서적 표현

생후 2년이 지나면 성인에게서 볼 수 있는 거의 모든 정서가 아기에게도 나타나게 된다. 그 정서에는 공포, 애정, 기쁨, 분노, 질투, 울음 등이 있는데 자세히 살펴보면 다음과 같다.

- 공포: 2세가 되면 혼자 남겨지거나 큰 소리, 어두운 곳 등을 무서워

하게 된다. 그러다가 3세가 되면 시각적인 공포가 시작되면서 일부 동물들을 무서워하게 된다.
- 애정: 18개월에서 2세까지는 늘 갖고 있던 인형이나 이불 같은 것에 대해 애착을 갖게 되고, 3세가 되면 또래를 대상으로 애착을 갖기 시작한다.
- 기쁨: 2세가 되면 다양한 기쁨을 표현하기 시작하며 소리를 지르거나 뛰는 등의 반응 역시 활발하게 보이게 된다. 그리고 3세가 되면 기쁨을 말로도 표현할 수 있게 된다.
- 분노: 2세가 되면 떼쓰는 방식으로 자신의 욕구가 채워지지 못했다는 것을 드러낸다. 그러다 3세가 되면 격렬한 방식으로 더 많이 분노를 표현하게 된다.
- 질투: 18개월이 되면 엄마가 다른 아기를 안으면 질투를 하게 된다.
- 울음: 12개월이 되면 욕구가 채워지지 않아 울곤 하는데 이때는 관심을 끌려는 목적이 크다. 그러다가 3세 즈음이 되면 우는 일이 다소 줄어들게 된다.

인덱스

가래	219	느린 호흡	57
가슴 관리	34, 103-104	단유	102-104
감각 발달	243-246	단유표	104
감기	186, 218-219	단유 후 재수유	122
개구리 자세	53	두뇌 발달	238-243
고양이 자세	52	땀띠	208-209
골밀도 검사	160	딸꾹질	216-217
공갈 젖꼭지	191-192, 213	릴렉신	149, 150
과하면 해가 되는 음식	89	머리카락 빠짐	131
관절 관리	25	면역력 키우기	39, 85
관절 관리에 좋은 음식	86-87	모유	69-73
교차 요람식 자세	80	모유 보관	111-112
구토	217	모유 수유와 다이어트	94
기저귀	63, 203-204	모유 수유에 좋은 음식	84-85
기침	215-216	모유 수유 자세	75, 80-82
나비 자세	54	목욕	200-203
냉찜질 팩	97	미립종	206-207
놀이	243-246	밤잠	190-191
눈곱	217-218	밤중 수유	75-76

방아 자세	55	산후조리	127-130
배변	70, 192-194	산후조리원, 산후조리사	156-158
배아	19	산후 치아 질환	131-132
배꼽	179-180	설소대 단축증	100-101
뱃살 쭈글거림	130-131	성숙유	70-73
부유방	142-143	세워 앉힌 자세	81
분유 수유	113-118	세탁	204-205
빈혈	148, 221-222	속싸개 사용법	63-64
빠른 호흡	57	손으로 모유 짜기	123
사경	228-229	수면 교육	190-192
사두증	228	습도	135, 206
사출	99	시기별 영양 섭취	27-29
산욕열	143	시기별 정서 분화	250-251
산후 관절통	144-145	신생아 수유	73-76
산후 부종	142	신생아의 대표 질환	215-218
산후 어혈	142	신생아의 선천적 증상	226-231
산후 우울증	144	신생아의 신체적 현상	218-225
산후 검사	158-161	신장	174
산후 운동	161-165	쌍둥이 모유 수유	121

아기 성장 발달표	252	유두균열	73-75
아토피	206	유두 상처	122
아빠 태교	41-43	유산	22
양수	21-22	유선염	88-90, 98
양배추 팩	97	유아기	238-240
어혈	142	유축한 모유 보관 법	111-112
여드름	207-208	유축기 사용법	110-111
연상법	58-59	이유식	123
연어반	208	이스트 감염	98
영아 산통	225-226	이완법	58
옆으로 눕기 자세	82	일상 태교	38-39
예방 접종표	253	임신 말기 엄마 몸	25
오감 태교	39-41	임신선	130-131
오로	129, 132	임신 중기 엄마 몸	24
온도	133-135, 178	임신 초기 엄마 몸	22-23
요람식 자세	80	입덧	23
요실금	147	입술 구개열	100
우울증	154	자궁 수축	143
울음	186-189	자궁 측굴과 자궁 후굴	141

저혈당	229	치아	86, 131-132
전유	70-73	치질	146
전유와 후유 먹이기	72-73	칼슘	29, 86
젖몸살	96	탈모	131
제대혈	183	탈수증	220-221
좌욕 방법	139	태교	36-38
중이염	222-223	태반 잔류	132
지루성 피부염	209	태아	36-38
진통	56	태아 프로그래밍	26-27
진통 경감	56-59	트림	75-76, 115
짝짝이 가슴	122	폐렴	220
찜질 방법	97	풋볼 자세	81
척추	24, 49, 128	피부 관리	206-209
체중 관리	49-50	황달	223-224
초유	70-71	현자세	55
초유의 전유가 많을 때	71	회음부 통증 및 관리	147
출산에 도움 되는 운동	52-55	호흡법	56-57
출산 준비 물품	63-65	후유	72-73
출산 후 운동	161-165	훗배앓이산후통	143

엄마학
개 론

초판 1쇄 발행 | 2017년 12월 16일

지은이 | 이남정
발행처 | 마음지기
발행인 | 노인영
기획·편집 | 박은혜·이연호
디자인 | 문영인
삽화 | 문영인

등록번호 | 제25100-2014-000054(2014년 8월 29일) 주소 | 서울시 구로구 공원로 3, 208호 전화 | 02-6341-5112~3 FAX | 02-6341-5115 이메일 | maum_jg@naver.com * 이 도서의 국립중앙도서관 출판예정도서목록(CIP)은 서지정보유통지원시스템 홈페이지(http://seoji.nl.go.kr)와 국가자료공동목록시스템(http://www.nl.go.kr/kolisnet)에서 이용하실 수 있습니다.(CIP제어번호:2017031727)

※ 책 값은 뒤표지에 있습니다.
※ 잘못 만들어진 책은 바꿔 드립니다.
※ 이 책은 저작권법에 의해 보호를 받는 저작물이므로 무단 전재 및 무단 복제를 금합니다.

ISBN 979-11-86590-26-3 13590

마음지기는 여러분의 소중한 꿈과 아이디어가 담긴 원고 및 기획을 기다립니다.

― 마음지기는 ―

성공은 사람을 넓게 만듭니다. 그러나 실패는 사람을 깊게 만듭니다. 마음지기는 성공을 통해 그 지경을 넓혀 가고, 때때로 찾아오는 어려움을 통해서 영의 깊이를 더해 갈 것입니다. 무슨 일에든지 먼저 마음을 지킬 것입니다. **높은** 산꼭대기에 있는 나무의 뿌리가 산 아래 있는 나무의 뿌리보다 깊습니다. 뿌리가 깊기에 견고히 설 수 있습니다. 마음지기는 주님께 깊이 뿌리내리고 그 어떤 상황에서도 주님을 찬양할 것입니다. **"하나님과** 가까이 교제하고 교감하는 사람은 그렇지 못한 사람보다 더 행복하다"라고 마시 시머프는 말했습니다. 마음지기는 하나님과 교감하고 교제하기 위해서 하루 24시간을 주님과 동행할 것입니다.

―――――― "모든 지킬 만한 것 중에 더욱 네 마음을 지키라 생명의 근원이 이에서 남이니라" 잠언 4:23